腸管免疫を整えて最高の体調を得るために！

新しい乳酸菌の教科書

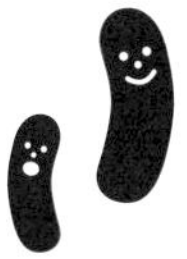

中村 仁

辰巳出版

乳酸菌はこんなもの！

健康情報とともによく耳にする乳酸菌。
知っているようで知らない乳酸菌の特長を、まずはご紹介します。

大きさは
極小サイズ

生育に必要な
エネルギーを得る
ために糖を分解
して大量の乳酸を
つくり出す
細菌の総称

腸内細菌の
バランスを整え、
人間の健康に
有益な働きを
する微生物

胃酸でほとんど
死滅。その死菌の
ほうが腸内環境
アップ効果あり!

発酵食品の
発酵や熟成に
なくては
ならない存在

広く自然界に
存在し、人間や
動物の腸内
にも生息

死菌が腸内細菌の
エサとなって、
善玉菌優勢に!

乳酸菌は腸管免疫を高める！

腸管は口から肛門まで
つながった、1本の管！

クネクネしていて複雑に見える人間の腸管（消化器官）。
口から肛門までのルートは、なんと全長約9.25メートル！

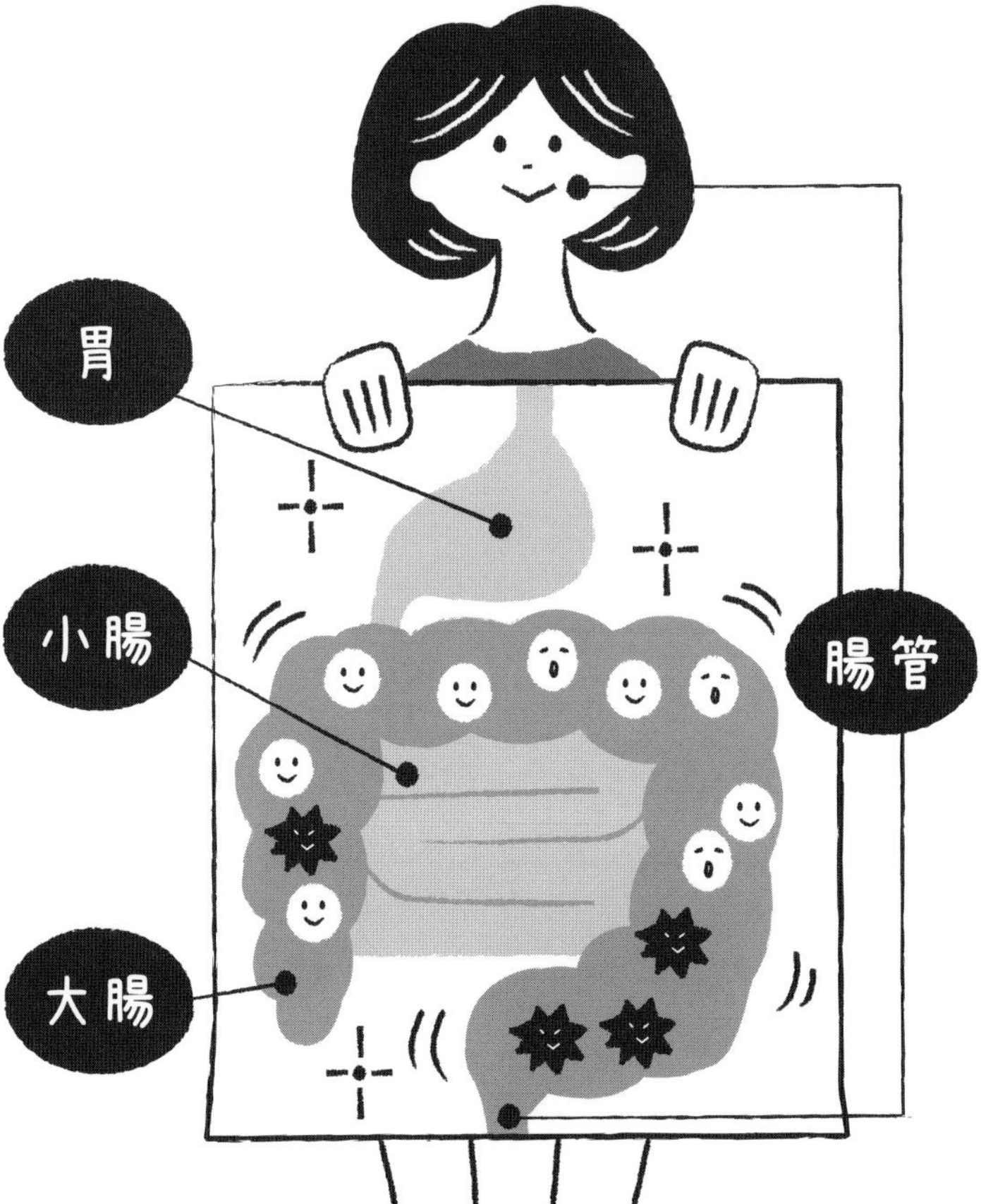

腸管は口からはじまり肛門で終わる

口から肛門まで続く臓器を「腸管」、または「消化器官」といいます。食べ物を口から摂取し便として肛門から排泄するまでのシンプルな一本の道というわけです。その全長の95%を腸が占めていて、身長や年齢の差で異なるものの、とくに長い小腸は約7メートル。これは2階建ての家の高さに匹敵する長さです。

小さいサイズの乳酸菌が腸管を元気にする

乳酸菌は腸内にしっかりとり込まれて、はじめて効果や効能を発揮します。スムーズに吸収されれば、乳酸菌の粒子が腸の免疫細胞の働きで、整腸や免疫調整、アンチエイジング効果まで期待できます。そのためには、とり込まれやすい“できるだけ粒子の小さい乳酸菌”を多く摂取する必要があります。

腸管免疫を高めるのは死んだ乳酸菌

乳酸菌は加熱処理された死菌のほうが、善玉菌を増やして腸管免疫を高め、免疫細胞を活性化させます。また乳酸菌の研究機関やメーカーも、死菌の大切さをアピールしつつあります。だいたい食物を通して口から入った乳酸菌は、大半が胃のなかで胃酸により殺されて死菌になっているのです。

毎日が健康になる乳酸菌ルーティン

乳酸菌食品を摂取、まずは口の中が健康に

↓

胃に乳酸菌が入り、胃酸で大半が死滅して死菌になる

↓

小腸で死菌が免疫細胞の栄養になる

↓

大腸で死菌が善玉菌を増やし、腸内環境をよくする

↓

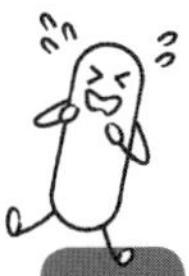

腸管免疫と腸内環境の向上し、ウイルスや細菌、そのほかの有害物質などの吸収を食い止める

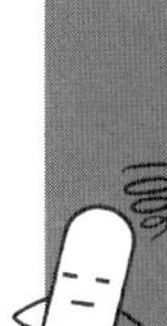

↓

さまざまな内臓の負担を減らし、臓器が元気に活動する

↓

メンタル、脳に影響を与えて、笑顔が増える

↓

皮膚や毛など、体の外側がキレイになる

↓

スムーズな排便になり、乳酸菌食品の役割終了

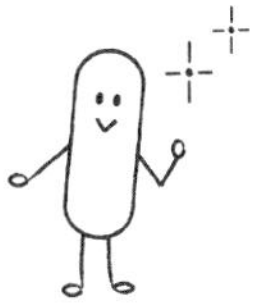

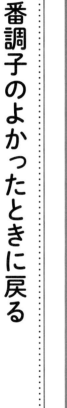

一番調子のよかったときに戻る

乳酸菌で腸管が整うと、こんな改善効果が期待できる！

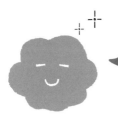

血液をきれいにして血行をスムーズに。血管障害や心疾患、脳疾患などを起こりにくくする

肌荒れ、吹き出物など肌トラブルを解消し、美髪効果も

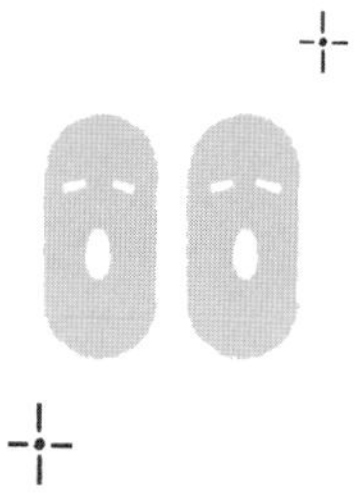

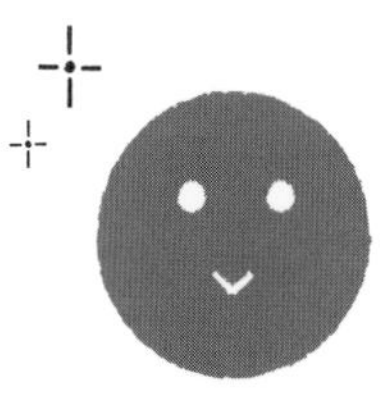

風邪、インフルエンザなどの感染症にかかりにくくなる

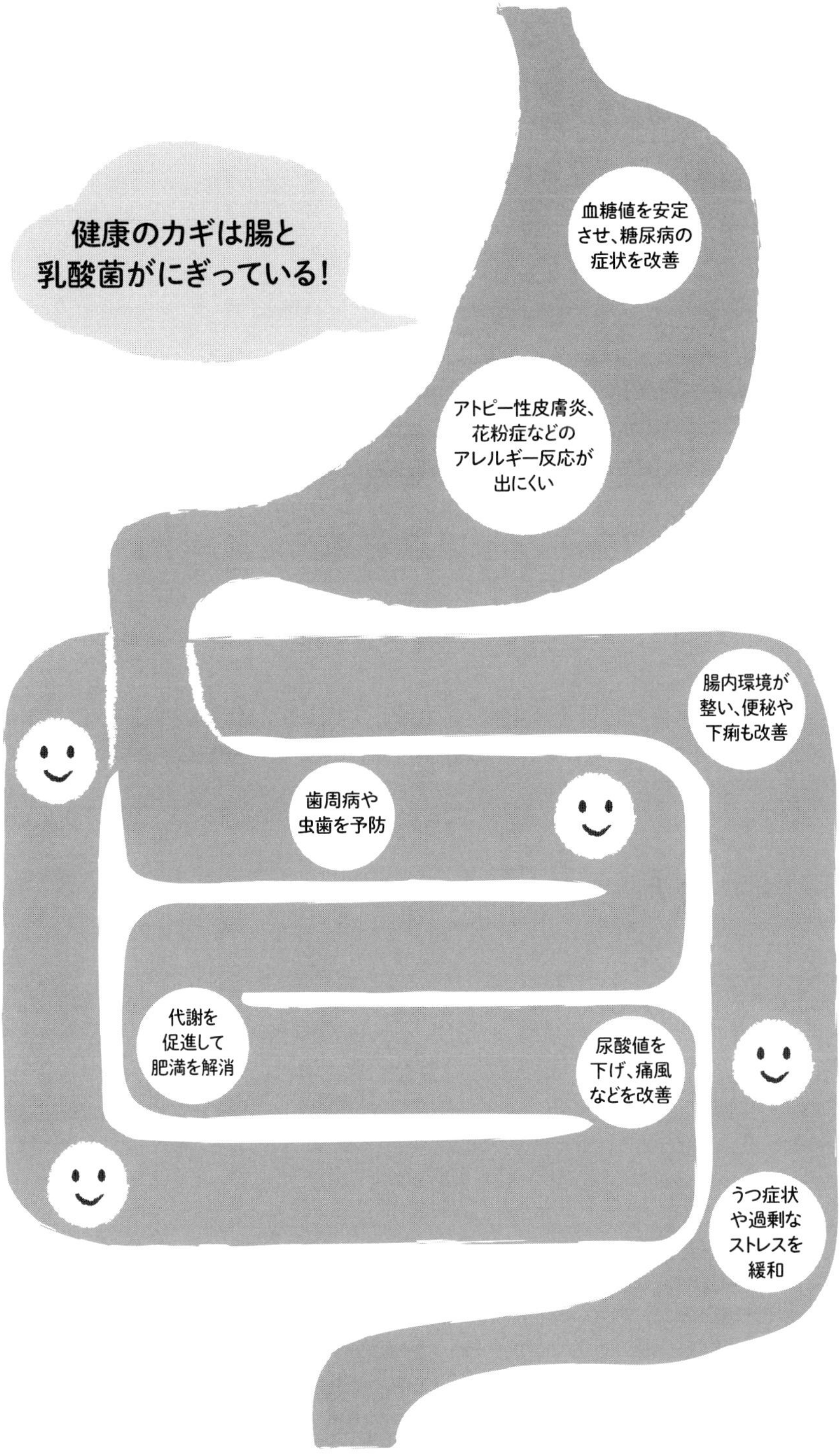
健康のカギは腸と乳酸菌がにぎっている!
血糖値を安定させ、糖尿病の症状を改善
アトピー性皮膚炎、花粉症などのアレルギー反応が出にくい
腸内環境が整い、便秘や下痢も改善
歯周病や虫歯を予防
代謝を促進して肥満を解消
尿酸値を下げ、痛風などを改善
うつ症状や過剰なストレスを緩和

はじめに

乳酸菌に関わり人生の半分が過ぎようとしています。このようななかで製品開発に携わり、**本物とはなにか？**ここに全力を注いできました。

わたしの**基本的な考えは、必要なものを生み出す**ということです。自分に必要なもの、妻に必要なもの、我が子に必要なもの、愛犬や愛猫に必要なもの。そして身近な方々やそのご家族に必要なものにも目を向け、それが存在しないのであれば開発をする！という考えで取り組んできました。

そこには一切の妥協はなく、13年かかろうとも19年かかろうとも本物を追求して開発してきました。

もし必要な製品が存在するのであれば、わたしが製品開発をする必要はありません。

そして、有益な情報は利益関係なく、ひとりでも多くの人に知っていただく必要があると思うのです。

そのような考えから**「食品の正しい選び方」**や**「健康食品の真実」**など、啓蒙活動の一環として約20年間、お寺や公民館にて講話させていただております。本書もそのような思いでつくりました。

最近では乳酸菌ブームが訪れ、それがきっかけで様々な乳酸菌入り製品がつくられています。本当にそれが必要なものかどうか、健康によいものかどうか、嘘がないかなど、今一度、本書を通して確認していただけたらと思います。

きっとご自身や、大切な方々の未来が変わります。

株式会社Ｈ＆Ｊ　中村仁

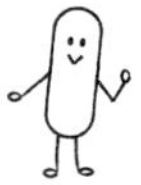

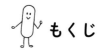

もくじ

1章 腸と健康のメカニズムを知りましょう！

2章 腸内細胞×腸管免疫を健康にする乳酸菌！

3章 乳酸菌で増えた腸内善玉菌で健康コントロール

4章 注目！ 乳酸菌にアンチエイジングやメンタル安定効果

5章 乳酸菌の死菌を賢くとって、最高の体調に

この本の決まりごと

・この本の健康データ、効果や効能は、株式会社Ｈ＆Ｊの研究結果が基本になっています。
・一部、厚生労働省、各乳酸菌メーカー、研究機関などの研究資料を参考にしています。

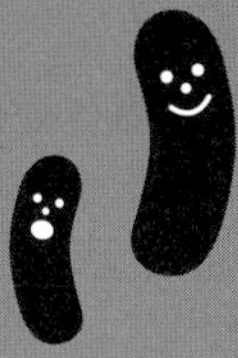

1章

腸と健康のメカニズムを知りましょう！

栄養は腸で吸収され、体内×体外の活力源になる！

予防内科医・関 由佳

わたしは医者として10年以上、薬ではなく、食べ物や食べ方で病気を予防したり、治したりする栄養療法を専門に研究し、糖尿病や高脂質症などのさまざまな患者さんを治療してきました。

そのなかで得た答えが、健康のベースは腸内環境にあるということです。ひとつには、わたしが10代の頃から約20年間、悩まされた月経不順が起因しています。いろいろなホルモン剤や西洋医学でも治らなかったものが、インドに古代から伝わる『アーユルヴェーダ』という医学に触れ、解決したからです。

『アーユルヴェーダ』の基本的な考え方では、〝病気は消化力が低下して、代謝できなかったものが蓄積して起きる〟とされています。この考えは現代人の抱える多くの病気に当てはまると思い、食を通して人を健康にできると実感しました。

現代人の体調の悪さは、ストレスなどメンタルの部分も大きい。最近では「新型コロナウイルス感染症（ＣＯＶＩＤ－19）」の世界的な流行により、うつ症状の患者さんも増えています。

これらを解決するために指導しているのは、乳酸菌の多い食品を積極的にとること。乳酸菌には納豆、みそ、漬け物、麹などの植物性由来の乳酸菌と、ヨーグルト、チーズなど動物性由来の乳酸菌があります。

生きている乳酸菌は、人それぞれに相性の良し悪しがあります。合わない乳酸菌では、それが善玉菌でも体調を崩してしまうこともあるのです。自分に合った乳酸菌と出合えれば、百人力。あわせて食物繊維やタンパク質、ビタミン、ミネラルもバランスよく摂取しましょう。

わたしは乳酸菌が豊富な和食材の素晴らしい効能を知り、「みそソムリエ」として活動もしているので、『Ｄｒ．Ｍｉｓｏ』と呼ばれています。

関 由佳

予防医学、栄養療法医。食事による糖尿病治療やダイエット指導、そのメソッドを応用したオーダーメイドの栄養指導などを行う。一方で料理にも深く関わり、NYの料理専門学校を卒業、ミシュラン星つきレストランや精進料理店などで勤務。著書に『ゆるゆる糖質オフダイエット』（主婦の友社）、『腸と胃を整える食べるくすり やさい麹』（アスコム）、『毎日食べたい！ 腸活みそレシピ』（海竜社）など。

腸はどんな臓器なの？

腸を含む消化管は、口腔から食道、胃、小腸、大腸、肛門まで続いていて、グ～ンと伸ばせば、ちくわのような１本の筒になります。これらの総称が「腸管」と呼ばれる部位です。このうち腸は十二指腸から肛門までのことで、小腸と大腸に大別されます。腸は〝第二の脳〟というキャッチコピーをもつほど、複雑重要な器官です。

ではなぜ、そのように賢そうな呼び名をもつのでしょうか。それは人体の最大の免疫器官が腸であり、さらに全身の免疫細胞に指令を出すのも腸だからです。つまり整った腸内から的確でよい指令が免疫細胞に伝われば、免疫も高まっていくというシステムなのです。体の不調は、腸内環境の悪さが原因ともいえるのです。

〝第二の脳〟とはいわれますが、脳に指令を出しているのもじつは腸。さらに体外となる皮膚や髪などをきれいにする効果も、担っています。これを医学的に「腸脳相関」「腸脳皮膚相関」と呼び、今もっとも注目されている、キーワードです。

腸の基本的な働きは？

腸はとても働き者で、体内で合成、解毒、消化、吸収、免疫、浄血、排泄という多様な働きをします。具体的には、小腸が食物の消化や吸収、排泄を行い、大部分の栄養素を吸収します。残りが大腸へ送られ、大腸で水やナトリウムを吸収して便にし、肛門に運びます。

大腸は大腸がんや潰瘍性大腸炎など病気の種類が多い臓器ですが、これは大腸の腸内細菌が影響するからです。有害な物質をつくり出す悪玉菌が、食べカスを大腸内で腐敗させ、硫化水素やアンモニアなどをつくり出し、これが病気を発症させます。

また腸内では脳内情報伝達ホルモンのセロトニンもつくられ、脳機能の低下やメンタルの不調などと大きな関係があることが、近年わかってきました。セロトニンは体全体の90％が腸にあり、脳には2％しかありません。このことから精神を安定させるためにも、腸内環境は大切だとわかります。

腸が丈夫になるメリットはなに？

腸内環境が整って腸を含む「腸管」が元気になる＝「腸管免疫」が高まって「健康に生きるための力」が備わることになります。

これは腸内細菌と腸の免疫細胞が協力して、病原菌やウイルスから体を守ってくれるからです。免疫力を高めることの大切さはここにあり、腸が人体に与える最大のメリットともいえます。

免疫は2種類あり、ひとつは体内に侵入してきた細菌やウイルスなど病原体に対し、自分を守るものをつくって攻撃する「自然免疫」。もうひとつは、二度と同じ病原体を取り込まないよう記憶されている「獲得免疫」。風邪や普段かからないような感染症になったという場合は、免疫力が低下している可能性大です。

また腸内環境によって血液の〝質〟も変わります。血液がさらさらのよい状態であれば、血行もよくなり、肌や髪などの美容効果も発揮してくれます。

腸を整えるよい方法は？

腸内環境を整えるには、善玉菌を増やして日和見菌の働きを活性化させて、腸内環境を良好にしておくこと。日和見菌は、善玉菌が多いときには善玉菌を助け、悪玉菌が多いときには悪玉菌を助ける働きをするという、ちょっと優柔不断な菌。だからこそ善玉菌そのものと、善玉菌のエサとなる食べ物をしっかりとり入れ、日和見菌を味方につけなければなりません。

もし腸内環境が乱れてしまったら、腸のバリア機能は落ちてしまい、栄養素の消化吸収ができなくなります。そして喘息やじんましん、アトピー性皮膚炎などのアレルギー症状、便秘や下痢といった腸の不調など、さまざまなトラブルが生じます。

そのためにはタンパク質、ビタミン、ミネラル、さらに食物繊維、そして乳酸菌の多い食生活を送ることです。そうすることで腸内の善玉菌の働きを助け、腸内環境を改善するとともに、細胞の修復も行ってくれます。

腸内環境セルフチェック！

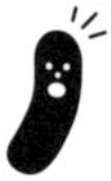

チェック項目が多いほど、腸内環境は悪化しています。
自分の腸の状態を確認してみましょう。

1. □ 漬け物やみそ汁など発酵食品をあまり食べない
2. □ アルコールを毎日飲む
3. □ 脂っこいものが好き
4. □ スナック菓子をよく食べる
5. □ 野菜不足だと感じる
6. □ 外食が多い
7. □ 朝食をとらない
8. □ 生活が不規則
9. □ ストレスをいつも感じる
10. □ 運動不足である
11. □ 肩がこりやすい
12. □ 冷え性である
13. □ 頭痛がよくある
14. □ 風邪を引きやすい
15. □ 疲れがたまりがち
16. □ 肌荒れや吹き出物が悩み
17. □ 寝付きが悪く、寝不足気味
18. □ タバコを吸う
19. □ 便通が毎日ない
20. □ 便やおならが臭い

快腸アドバイス！

1〜10にチェックが多い
→腸内環境が乱れています。食生活や積極的な乳酸菌摂取で改善できます。

11〜20にチェックが多い
→腸内環境は悪玉菌が優勢になっています。しっかりとした生活改善を！

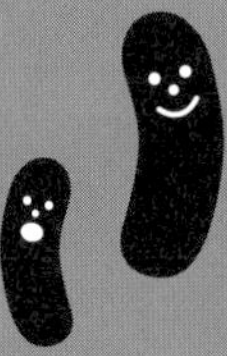

2章

腸内細胞×腸管免疫を健康にする乳酸菌！

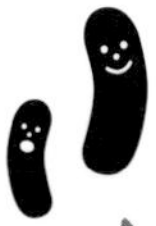

腸内細菌は善玉菌、悪玉菌、日和見菌の三国志！

健康な人の腸内には１００兆個以上、３５０～１０００種類もの腸内細菌が存在していて、おおまかに「善玉菌」「悪玉菌」「日和見菌」の３つのグループがその勢力を競い合っています。いわば古代中国で、魏・呉・蜀の三国がお互いの勢力を争ってパワーバランスを保っていた三国志の時代のようなものです。

名前だけをみれば、〝善玉菌が増えて悪玉菌が減るほど健康になれる〟と考えがち。ですがそんな単純ではなく、３つの勢力がちょうどいいバランスで存在してこそ、健康な腸内環境を保てるのです。

腸内細菌たちのなわばり争いは、人間の体に大きな影響を及ぼしています。まずはおなじみの「乳酸菌」「ビフィズス菌」などの善玉菌。これらは強い抗酸化酵素を持っていて、文字通り腸内の健康を助けてくれる菌たちです。また免疫力を高め、体外から入ってくる悪い細菌やウイルスと戦ってくれる勢力でもあります。

次に食中毒のシーズンによく耳にする、「大腸菌」や「ブドウ球菌」などの「悪玉菌」。増えすぎるとタンパク質を腐敗させて毒素を発生させ、さまざまな病気の原因となります。ではすべて排除すればいいかというと、そうではありません。悪玉菌にも体のための役割があるのです。

最後は腸内細菌の大多数を占める「連鎖球菌」「バクテロイデス菌」などの「日和見菌」。彼らは善玉菌と悪玉菌の勢力をうかがって、優勢なほうの味方をします。じつはこの日和見菌を味方につけることが、腸内の健康を保つためのポイントです。

理想的な腸内細菌のバランスは、善玉菌2：悪玉菌1：日和見菌7と考えられています。

腸内細菌三国志！ 3種類と代表的な菌

善玉菌 	**乳酸菌、ビフィズス菌、アシドフィルス菌、フェカリス菌など**
悪玉菌 	**大腸菌（有毒株）、ウェルシュ菌、ETBF菌など**
日和見菌 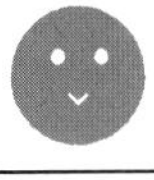	**連鎖球菌、バクテロイデス菌、大腸菌（無毒株）など**

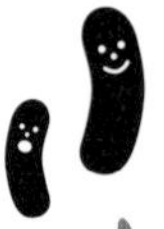

腸内細菌は免疫力を高め、自然治癒力をアップさせる

口から入ってきた食べ物の栄養素のほとんどは、腸から吸収されます。そもそも食べ物は人間の体にとっては異物で、口にすると同時に病原菌などの有害物質も体内に入っていきます。それを取り込んでいいのか、ブロックして追い出すのかを、腸が判断しているのです。その役割を果たすのが「バイエル板」をはじめとする腸の免疫組織。この免疫組織を活性化させているのが、「乳酸菌」など３５０〜１０００種類、１００兆個以上も生息している「腸内細菌」です。

腸内環境を整える「腸内細菌」は、悪さをする部外者を体内という建物に侵入させない住人であり門番。免疫組織を構成する「免疫細胞」は建物を守るため、強力な警備をして、腸内細菌と免疫細胞がその自治に協力する感じです。その機能が正しく働くことにより、病気に対する抵抗力が向上し、人体の自然治癒力が高まるわけです。

腸の役割は栄養素の消化、吸収だけではありません。腸内環境が悪くなり、免疫細胞が正しく機能しなくなれば、ウイルスや細菌などの有害物質がどんどん体に取り込まれてしまいます。そうなると風邪を引いてもなかなかウイルスが出ていかず、治りにくくなってしまいます。

人体に入ってくる有毒物質を解毒するのは肝臓の役目ですが、腸があらかじめ有害物質の大部分を弾いておくことで肝臓の負担を大きく減らします。肝臓が機能しなくなれば心臓や呼吸器の病気も誘発するので、腸の免疫力を高めることは健康に生きるためにとても大切なのです。その重責を担う免疫組織を正しく機能させる腸内細菌が、生命のカギを握っているといっても過言ではありません。

また、腸内細菌にはほかにも免疫や解毒を担うものがたくさんあり、体内に入ってきた有害物質と戦います。O－157などの食中毒菌を倒し、感染や発病を防いでくれます。同じものを食べても食中毒になる人、ならない人の差は、腸内細菌の多少が大きな要因となります。手洗いや殺菌消毒などで悪いウイルスや細菌を体内に入れないようにすることも重要ですが、それ以上に腸内細菌が元気に活動できる環境を整えることこそ、健康にとっては大切なのです。

乳酸菌の死んだ菌の細胞壁が腸内細菌を元気にするスタミナ源

免疫力を高めるために腸内細菌を増やすために、わたしたちは一体どうしたらいいのでしょうか？

多くの人は〝ヨーグルトなどから生きている乳酸菌を摂取すればいい〟、と考えるでしょう。ところが腸に入ってきた乳酸菌のほとんどは、胃酸などで死んでしまうか、免疫機能に異物と判断されて排泄されてしまいます。

運良く腸内に残った乳酸菌も１週間ほどで出ていってしまいます。それでも腸内に乳酸菌を残すためには、継続的に摂取し続けるしかないのですが、じつはもっと効率的な方法があるのです。

その方法は、今から１００年も前に発見されています。生きたまま人体によい影響を及ぼす微生物を、「プロバイオティクス」といいますが、これを腸内にそのまま届かせて働いてもらおうという考えで、現在では乳酸菌の父と呼ばれるロシアのメチニコフ博士がヨーグルトの健康効果を研究した結果生まれたものです。

また、もともとの腸内にいる腸内細菌のエサとなり活性化させるオリゴ糖や食物繊維などの物質は「プレバイオティクス」と呼ばれます。どちらも腸内環境を整えるためには重要なものですが、近年では、「プロバイオティクス」や「プレバイオティクス」で体質改善や健康を考えたとき、必要な量を摂取することが極めて難しいという考えになっています。研究が進むなかで、「プロバイオティクス」である乳酸菌の細胞壁が腸内細菌のエサとなることがわかり、はじめから細胞壁のみを取り出してしまえば効率がいいのではないかと考えられています。

じつは乳酸菌の中身はほとんどが水分で、加熱殺菌することで細胞壁のみを取り出すことができます。質量が減る分、たくさんの細胞壁を体内に有効にとり込めますし、エサなので免疫に追い出されにくくなります。

乳酸菌の細胞壁は、元々住んでいる腸内細菌や免疫細胞のエサとなることで、元気に活動させるスタミナ源となるのです。

注目すべきは伝統的日本食！ うま味のなかに乳酸菌がいっぱい

「乳酸菌が含まれている食品」というと、すぐにイメージするのはヨーグルトやチーズといった乳製品だと思います。でも乳製品以外にも、乳酸菌が含まれている食品はたくさんあります。

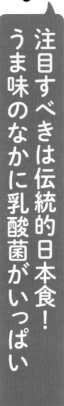

たとえば、わたしたち日本人が昔から親しんでいるみそ、しょうゆ、塩麹などの発酵調味料。あるいはごはんのおともでおなじみの納豆、ぬか漬けなどの漬け物、塩辛といった発酵食品にも多くの乳酸菌と、その乳酸菌を増やすための物質が含まれています。

どれも伝統的な和食には欠かせない食品で、かつてはわざわざ乳製品を食事にとり入れなくてもよかったのですが、欧米型の食生活に変化していった結果、残念ながらだんだんと食べる量は減っていきました。しかしこれらの食品を摂取することで健康状態が驚くほど改善されるということがわかり、そして世界遺産に認定されるなどの和食ブームの影響もあり、近年摂取量は増えています。日本人は気づかないまま、和食材に含まれる乳酸菌の恩恵を多く受けていたというわけです。

乳酸菌は高い塩分濃度に耐えられるので、しょうゆは発酵・熟成の過程で乳酸菌を増やし、ほどよい酸味を加えます。日本酒にも発酵の過程で多くの乳酸菌が働き、納豆にはオリゴ糖などの善玉腸内細菌や日和見菌、食物繊維が多く含まれているので、腸内細菌を増やし、腸内環境を改善する助けとなります。

漬け物は強い塩分による浸透圧で野菜の細胞膜を壊して独特の触感とうま味を生み出しますが、このとき塩分でほかの微生物が死滅するなか、耐性のある乳酸菌は生き残り、野菜の細胞膜からもれ出した栄養素をエサに増殖していきます。ぬか漬けに含まれる乳酸菌量は1gに約1億個。ちなみに白みそスプーン1杯に含まれる乳酸菌は、ヨーグルト100g分にも相当します。

発酵食品だけではなく、先にもいったように戦後の日本では欧米的な食生活への変化により肉食が増え、昔に比べて野菜や豆、米を食べる量も減ってしまいました。これらには腸内細菌のエサとなる、オリゴ糖や食物繊維などがふんだんに含まれています。エサが減れば当然腸内細菌は減って免疫力は低下し、そのために現代の日本人はガンをはじめとした病気にかかりやすくなっていると考えられるのです。

たとえばしょうゆ、みそ、納豆の原材料である大豆には、腸内細菌の働きにより抗ガン作用のある「エクオール」に変化するイソフラボン、食物繊維、タンパク質、カルシウム、マグネシウムなど豊富な栄養素が含まれています。野菜では、ごぼうや玉ねぎ、にんにく、グリーンアスパラガスなどにオリゴ糖や食物繊維がとくに豊富です。

もちろん乳酸菌が多く含まれているのは、日本の食品だけではありません。ヨーグルトやチーズといった乳製品はもちろんのこと、韓国のキムチ、中国のザーサイ、ドイツのザワークラウト、欧米各地にあるピクルスなど、乳酸菌の助けによりつくられる食品は世界各地で長年食されています。またワインを醸造の過程でまろやかにし、芳醇な香りを膨らませるのも乳酸菌によるものです。

伝統的な日本食をとり入れるとともに、それぞれの生活に合った日々の食事のなかに各国の発酵食品もバランスよくとり入れてみましょう。ストレスなく摂取量を増やしていくことが、腸や体にとって大事です。

植物性乳酸菌と動物性乳酸菌により生まれる食品

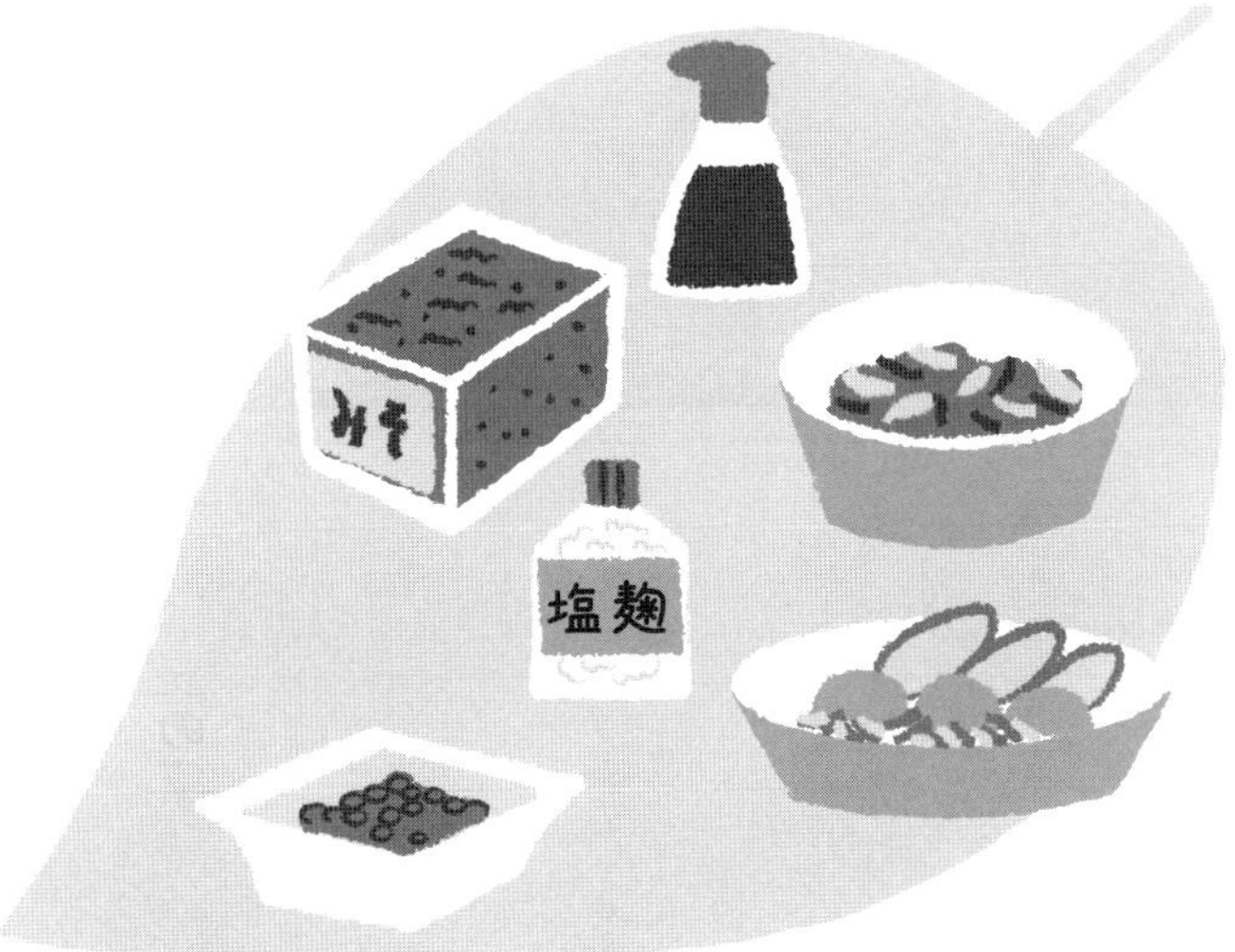

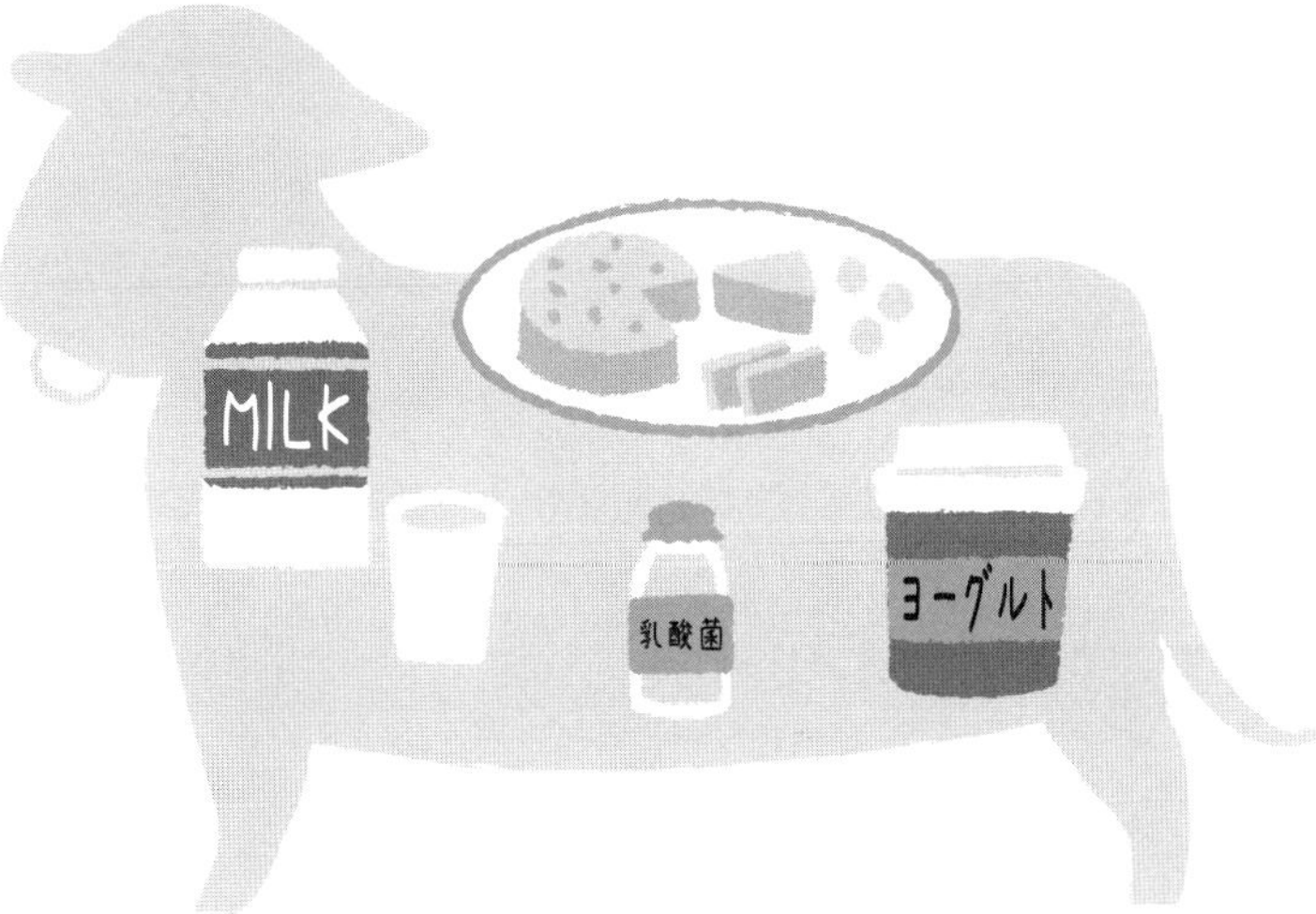

※牛乳は低温殺菌牛乳に多く含まれます。

乳酸菌の大半は、胃で死菌に。乳酸性物質となり腸内を活性化

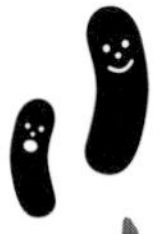

スーパーやコンビニの棚には、乳製品や乳酸菌の効果を大きく謳う商品が並んでいます。なかでもヨーグルトは種類が豊富で、確かに含まれている「乳酸菌」の働きにより腸内環境が改善されることは間違いありません。でも乳酸菌はひとつの菌ではなく、ビフィズス菌、ブルガリア菌、カゼイ菌などが有名ですが、ほかにも多種類あります。

〝生きている乳酸菌〟を摂取する場合には、自身の体に合ったものを見つけてとり入れないと効果はありません。生きているからこそ、人それぞれの体質に合った乳酸菌が存在し、もともと腸内にいる細菌との相性が生まれます。ですから生きている乳酸菌を摂取する場合には、一概に〝どの菌が効く〟とはいえないのです。逆に相性が合わなければ、悪い作用をしてしまう心配もあります。

テレビなどでよく『生きて腸に届く乳酸菌』というようなキャッチコピーの商品を

目にしますが、大部分の乳酸菌は胃酸に弱く、その9割が腸に届く前に胃で死んでしまいます。また、せっかく腸にたどり着いた乳酸菌も腸のなかにすみつかず、3日から1週間ほどで便として体外に排泄されます。生きている乳酸菌はもともと腸内にいる細菌たちにとってはよそ者で、免疫細胞によって大部分は追い出されてしまうというわけです。乳酸菌は大部分が死ぬか追い出されてしまうわけですから、もともと死んだ乳酸菌を摂取したほうが、人間やほかの動物にとっては効率がよいのです。

じつは乳酸菌研究のパイオニアであり、健康食としてヨーロッパにヨーグルトが普及するきっかけとなったロシアの微生物学者・メチニコフの100年前の論文にそのヒントがありました。「腸内腐敗を抑えるのは乳酸菌そのものではなく、乳酸菌によって生成された別の物質である」という考えです。このメチニコフの説よりも、「乳酸菌を含むヨーグルトを食べることで腸内環境を改善できる」という仮説が注目されて、いつしか「生きて腸まで届かなければダメ」と誤解されて伝わってしまったようです。

現在では乳酸菌メーカーでも「生きた乳酸菌」から、効率のいい「死んだ乳酸菌」に研究はシフトしてきています。

COLUMN

知ってる? 乳酸菌偉人伝!

100年以上も前に乳酸菌の効果を発見!!

世界で初めて、ヨーグルトが健康寿命のためにいかに優れているかを科学的に実証したのが、ロシアの微生物学者および動物学者のイリア・メチニコフ博士（1845-1916）です。博士は人の老化についての研究を行っており、免疫の働きや老化と腸内腐敗関係を研究し、細胞の老化が腸内にいる腐敗菌の出す毒素の影響によるものであると考えました。そして長寿の人が多いというブルガリアではヨーグルトを常食しており、そこに含まれる乳酸菌が大きな役割を果たしているということを突き止めました。その研究結果に基づく「ヨーグルト不老長寿説」を発表したことがきっかけで、世界的にヨーグルトが広まりました。

「善玉菌」「悪玉菌」の生みの親

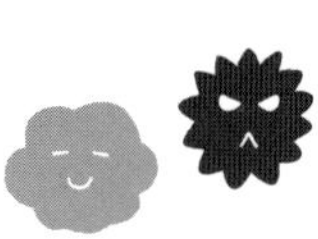

1950 年代の腸内細菌の系統的研究がまったく行われていなかった時代から、腸内細菌の培養成功や新たな発見を次々と成し遂げたのが、日本の農学博士・微生物学者の光岡知足博士（1930-2020）です。その研究を基にヨーグルトやオリゴ糖などの機能性食品の研究や開発が進みました。「善玉菌」「悪玉菌」という言葉の、生みの親でもあります。博士の発見は画期的すぎてなかなか受け入れられないことも多かったのですが、仮説としてあげたものが現在では常識になっているものも数多くあります。そして「腸内細菌学」を世界に先駆けて樹立した同分野のパイオニアとしての考えが、今では腸内環境と健康の関係性の基礎となっています。

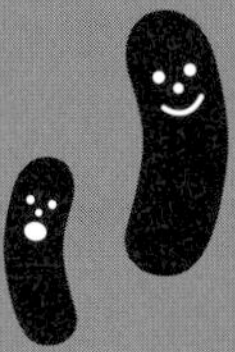

3章

乳酸菌で増えた腸内善玉菌で健康コントロール

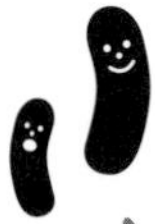

善玉菌が活躍すると、体にも心にもよいことがいっぱい

「乳酸菌は善玉菌である！」。これは現在では当たり前のように認識されていることですが、では「乳酸菌」「善玉菌」とはなんなのでしょうか。「なんとなく体にいい！」とは思いつつも、正確に理解しているでしょうか。

そこで乳酸菌や善玉菌について説明していきましょう。まず乳酸菌には人間の体外にいるものと、腸内に最初からすんでいるものの2つのタイプがあります。

ひとつは、ヨーグルトや漬け物などの発酵食品にすむ乳酸菌。食品素材を発酵熟成させて、うま味成分や芳香を引き出すとともに抗菌性の物質をつくり出すことで、雑菌の繁殖を抑え、長期保存を可能にします。

もうひとつは人間の体内にすむ乳酸菌です。こちらは免疫調整や感染防御の作用に大きく貢献していて、「プロバイオティクス（宿主に有益な効果をもたらす生きた微生物）」に分類されます。これがいわゆる善玉菌と呼ばれるものです。食べ物に含まれる善玉菌を摂取すると、腸内の善玉菌を増やすことで健康につながります。

では乳酸菌は、なぜ「善玉菌」と認識されるようになったのでしょうか。これは20世紀初頭、パスツール研究所に所属するメチニコフ博士の提唱によりその存在が世界に知られることとなったことに始まります。

博士は説のなかで「発酵乳（ヨーグルト）を日常的に食べる習慣のある地域の人々は長寿であり、その理由は発酵乳中の乳酸菌が、腸内の有害菌による腐敗を抑えて老化を遅らせている」という乳酸菌による不老長寿説を唱えました。そこから乳酸菌には、人間の健康に大きな助けとなる効果があるという説が広まり、今でも世界各国で盛んに研究が進められています。

現代人の多くは、糖尿病、脳や心疾患などの生活習慣病、ウイルスによる感染症やガン、慢性的な疲れ、肌荒れなど、いろいろな病や体調不良に悩まされています。一方ではストレスによる不眠やうつ症状などのメンタルの不調を抱える人も、増え続けています。生活環境は向上しているはずなのに、逆に人々の健康状態はむしろ悪くなっているのです。それらの改善に大きく役立ってくれるのが乳酸菌です。

〝乳酸菌が体にいい〟といわれるのは、つまりは腸内環境を改善してくれるからです。腸には人体の免疫細胞の70％が集中していて、体外から各種の栄養分を体内にとり込むときのゲートのような役目をもっています。

腸のゲートに免疫細胞と善玉菌が協力して、毒性物質を厳しくチェックしてガードしているのです。

腸にはドーパミンやセロトニンといった幸福感をもたらすホルモンを生成して脳に送るなど脳ととても深いつながりがあります。腸が健康であることで精神的な安らぎも得られます。逆にストレスが強くなれば腸の調子も悪くなってしまいます。そんな人体の健康の基幹となっている腸を守ってくれるのが、乳酸菌などの善玉菌というわけです。

とはいえ乳酸菌は現在わかっているだけでも３５０～１０００種類もあり、すべてが善玉菌というわけではなく、普段食べる発酵食品などには含まれていないもののなかには、病原性を示すような悪玉菌に分類されるものもあります。また個人々では固有の腸内細菌の組成があり、単純に「乳酸菌を摂取すれば体調がよくなる」というものでもありません。

サプリメントや機能性食品など、さまざまな乳酸菌関連の製品がありますが、大抵の場合、それらの製品には食べたり飲んだりしやすくするための乳酸菌以外の成分が多く含まれています。乳糖不耐症の多い日本人が摂取すると、下痢を誘引することがあります。

また、果糖ブドウ糖液糖などの異性化糖やアステルパームといった人工甘味料、油分なども体に負担をかけることになり、結果として乳酸菌の効果は減少。ですから成分表示などを確認して、各個人に合った乳酸菌製品を選ぶことが重要となります。

乳酸菌などの善玉菌により腸内環境が改善されると、それにより心も体も健康になれるというわけです。そのために正しく乳酸菌を知れば、より大きな効果が得られることになります。

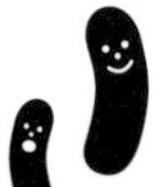

こわい病気を招く悪玉菌とは、完全駆除よりほどよい共存を目指す

「悪玉菌」は名前の通り、体に悪さをしがちな菌です。それでは体内で悪玉菌が優勢になると、具体的にどのようなことが起こるのでしょうか。

悪玉菌が体内で増えてしまうと、腸内に腐敗菌が増えて、毒性のあるアンモニアやアミン、硫化水素などの有害物質、あるいは発ガン性物質などがどんどん増えていきます。これらの物質は腸から吸収されて、血液とともに全身へ運ばれ、体にダメージを与えてしまうのです。

悪玉菌による体の不調は、口から肛門までつながる腸管のあらゆる部分で起こります。これは腸管免疫の低下が原因で、風邪、インフルエンザなどの感染症を引き起こしたり、大腸の働きが悪くなって便秘が生じたり、さらに便が排出されないと腸内環境が悪化するという悪循環を起こしてしまいます。深刻な場合は、大腸ガンの原因になったりもします。

また代謝がスムーズに行われなくなるため、肥満の原因にも。さらに血流が悪くなることで、肌荒れや吹き出物が出やすくなります。

精神面のダメージも見逃せません。腸内細菌は幸福感やポジティブな気持ちをつくる「セロトニン」や「オキシトシン」「ドーパミン」などの合成にも関わっているため、脳にそれらの物質が送られなくなると気分が明るくなれず、悪くなればうつ状態になることも。

とはいえ悪玉菌をすべて退治してしまえばよいかというと、そうではありません。悪玉菌は体内に入ってくる強力な菌やウイルスのうち、善玉菌が倒せなかったものを退治してくれる働きもするのです。

腸内の勢力バランスを崩して悪玉菌が優勢にならないようにすることが大切。もし悪玉菌を駆逐するために腸内洗浄や抗生物質などを使ってしまうと、善玉菌も悪玉菌も日和見菌までもダメージを受けます。腸内細菌全体が極端に減少してしまい、腸はノーガードの状態になってしまいます。

過度に悪玉菌を恐れるよりは、うまく共存していくことが重要なのです。

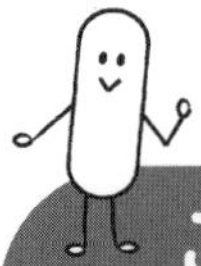

これで快腸！ 善玉菌を増やす4つのポイント

1. オリゴ糖、食物繊維の多い食品を摂取
2. プレーンヨーグルト（無糖）やチーズなどを食べる
3. 善玉菌のエサ、免疫細胞のエネルギーになる死んだ乳酸菌をとる

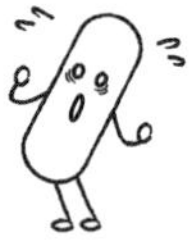

4. ストレスの少ない生活習慣

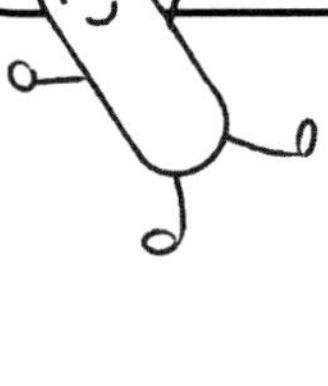

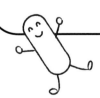

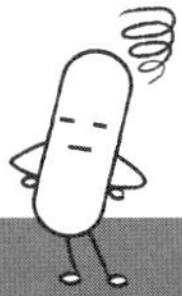

腸内の菌でどうなるの?

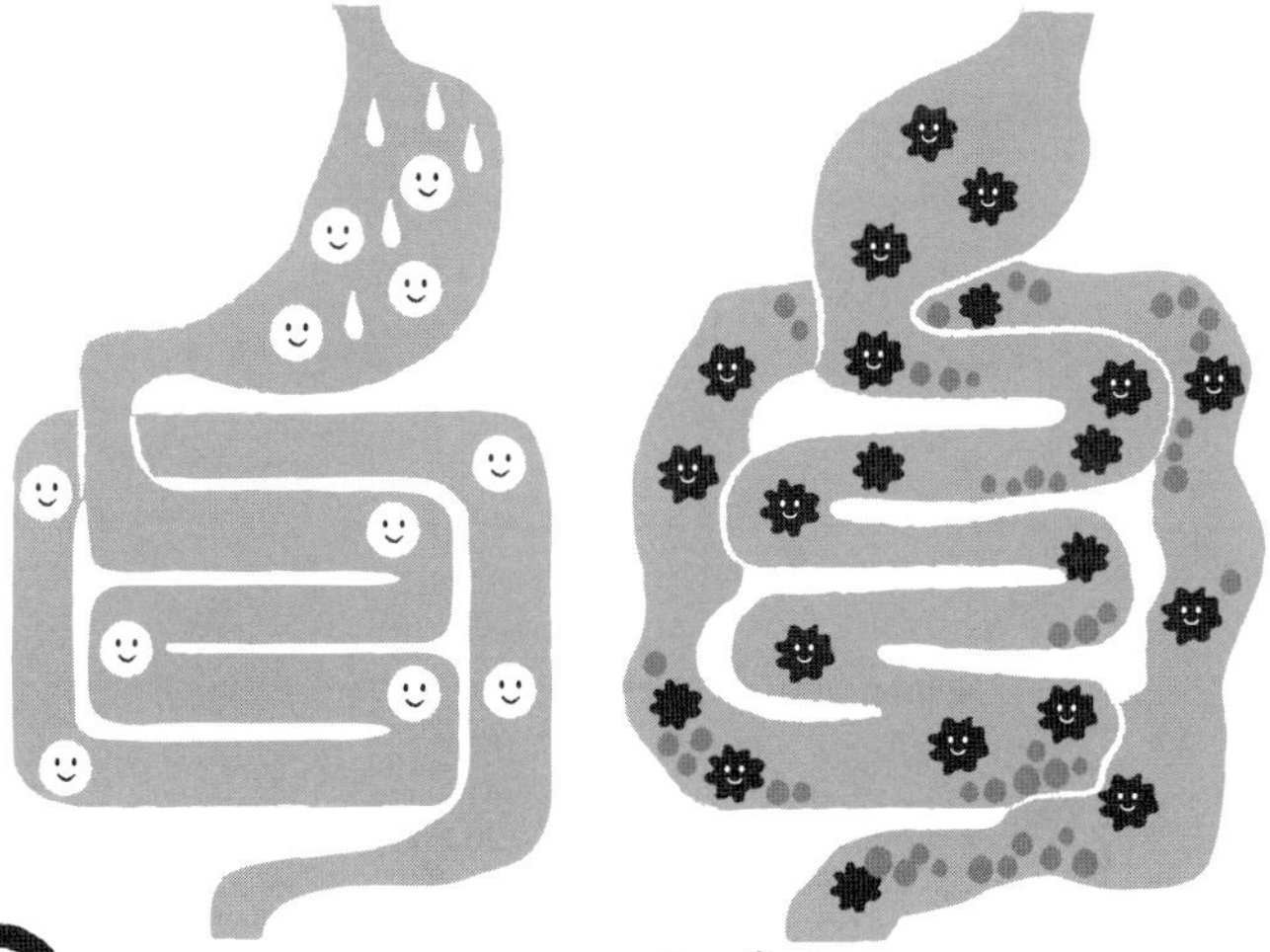

○

免疫力アップ、快便、美肌や美髪効果、老化防止、明るく前向きな気持ちに

×

免疫力低下、便秘や下痢、便やガスが臭い、肌荒れ、気持ちが沈みがち

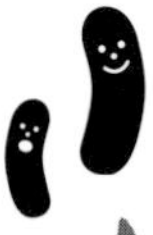

日和見菌を善玉菌の味方につければ、免疫力も健康も高められる

「大腸菌」などの「悪玉菌」は、毒素を生成して食中毒やガンなどの誘因となります。しかしなぜ免疫機能は、悪玉菌を全面的に排除しないのでしょうか。

その理由を、理化学研究所による研究結果をもとに解説しましょう。「善玉菌」である「ビフィズス菌」は、糖分から酢酸を生成して病原性大腸菌Ｏ－１５７がつくり出す「シガ毒素」から腸を守っています。その一方で、ビフィズス菌から生まれるアミノ酸は、大腸菌のエネルギー源ともなっていたというのです。

そして体外から体内に入ってくる有害物質に対し、善玉菌は戦って排除しようとします。しかしときには、そんな善玉菌も太刀打ちできない強力な敵を、悪玉菌が退治することがあります。つまり善玉菌が全面的に有害物質を倒すのではなく、善玉菌と悪玉菌はある部分では、タッグを組んだりバックアップをして助け合っているというわけです。

悪玉菌のつくり出す毒素は、じつはそれ自体はそれほど強いものではありません。健康で免疫力が高ければ、体調を崩すことはほとんどないのです。ただし免疫力が低下していたりすると、善玉菌と悪玉菌のバランスが崩れて悪玉菌が優勢になります。そうなると悪玉菌の数が増えすぎてしまうことになり、結果的にさまざまな健康への害を及ぼすのです。

善玉菌と悪玉菌のバランスに大きく影響するのが、どちらにもなりうる「日和見菌」です。人間の腸内細菌の組成のバランスのほとんどは、母親から遺伝で引き継いだものので、乳児期に決まります。その後は善玉菌と悪玉菌の優勢なほうにいっせいに日和見菌が味方につくため、菌のバランスの少しの変化でも体調に大きな影響を与えます。

腸内細菌の大多数は日和見菌であり、日和見菌をいかにうまく善玉菌の味方となるように導くかが健康維持のカギ。腸内細菌のバランスを保っていれば、免疫力も高めていけるというわけです。

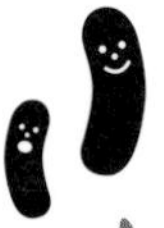

善玉菌がつくる体内ビタミンが、生活習慣病改善に大活躍！

生活習慣病には、糖尿病、高血圧症、脂質異常症、脳血管疾患や心疾患、それらの危険因子となる動脈硬化症などがあります。これらの起因は、食事バランスの乱れや飲酒や喫煙、運動不足、ストレスなどが深く関係しています。

生活習慣病の改善には、日常生活を見直すことが大切。食べすぎを避けて腹八分を心がけ、今よりも10分ほど多く歩く、お酒やタバコを控えるなどするだけで、健康診断の数値は飛躍的によくなります。

たんぱく質や脂質のとりすぎや、不規則な生活、過剰なストレス、便秘などが続くと、腸内の悪玉菌が増えてしまい、糖尿病、動脈硬化症、炎症性腸疾患、大腸ガンなどを招く一因になります。日常生活の乱れは腸内環境を悪くし、生活習慣病も引き起こすのです。

また腸内で善玉菌が増えると、ビタミンB群、ビタミンKなどが生成されます。ビタミンは食物からとらないといけないと考えがちですが、善玉菌の働きが活発であれば体内でも合成できるものもあるのです。ビタミンB群は糖質や脂質、タンパク質、さらにエネルギーの代謝を促進し、ビタミンKは血流をスムーズにして骨の代謝を高める働きがあります。したがって「乳酸菌」の摂取を意識的に行うことで、腸内環境が整うと、生活習慣病の改善効果は高まります。

善玉菌の作るビタミンとその機能

種類	機能
ビタミンB_1（チアミン）	●糖質の分解を助ける ●精神を安定させ、成長を助ける
ビタミンB_2（リボフラビン）	●細胞の再生やエネルギーの代謝を助ける ●健康な皮膚や髪、爪をつくる
ビタミンB_3（ナイアシン）	●糖質・脂質・タンパク質の代謝に重要
ビタミンB_5（パントテン酸）	●脂質・糖質・タンパク質の代謝を助ける ●ビタミンB6や葉酸とともに免疫に働きかける
ビタミンB_6（ピリドキシン）	●健康な皮膚をつくる ●神経伝達物質の合成に関わる
ビタミンB_7（ビオチン）	●髪と皮膚の健康を助ける ●疲労感やうつなどとも関連
ビタミンB_{12}（コバラミン）	●神経細胞内の核酸やタンパク質の合成や修復を助ける ●悪性貧血を防ぐ
ビタミンB_9（葉酸）	●貧血予防に重要 ●タンパク質や核酸の合成を助ける
ビタミンK_2（メナキノン）	●血液の凝固に関係 ●骨の代謝にも重要

20代も要注意！ 血管年齢を若返らせて、血管事故を防ぐ

現在、日本人の約4人に1人は、心筋梗塞や脳卒中などの血管の事故により亡くなっています。これらは心臓や脳そのものの病気ではなく血管の不具合が引き起こす病気であり、その原因となっているのが動脈硬化です。

動脈硬化は、50代からその進行が一気に早まる血管の老化現象。主に高血圧などにより、血管へのダメージが蓄積した結果です。血管は、脂肪分の多い食事や過度の飲酒、喫煙、ストレス、運動不足などにより老化し血管年齢が高くなります。

こうなった血管は硬く、狭く、もろい状態となって、切れたり破れたり、詰まったりする血管事故につながります。この状態、かつては加齢によるものでしたが、最近では、20代の若い世代でも血管事故を起こしやすい人が増えています。

逆に血圧を低下させると、血液が全身に行きわたらず、血液から栄養が運ばれなくなる心配もあります。そして細胞が衰え、これが脳で起これば認知症の一因になります。

ホースの先端を短くすると水圧が上がるように、血管が細くなって硬くなると血圧は上がります。要は血管を詰まりにくい状態にしておけば血圧は安定し、全身に血液が運ばれるのです。

ここでも「乳酸菌」が大活躍。「アンジオテンシン変換酵素」（ＡＣＥ）という肥大化した脂肪細胞からつくられる物質は、体内でつくられる「アンジオテンシンⅠ」を、血管を収縮させて血圧を上昇させる「アンジオテンシンⅡ」に変換してしまうのです。この酵素の働きを妨害するのが、乳酸菌がつくり出す「ラクトトリペプチド」という物質で、血管年齢を若返らせる効果があります。

アンジオテンシン変換酵素（ACE）と高血圧の関係

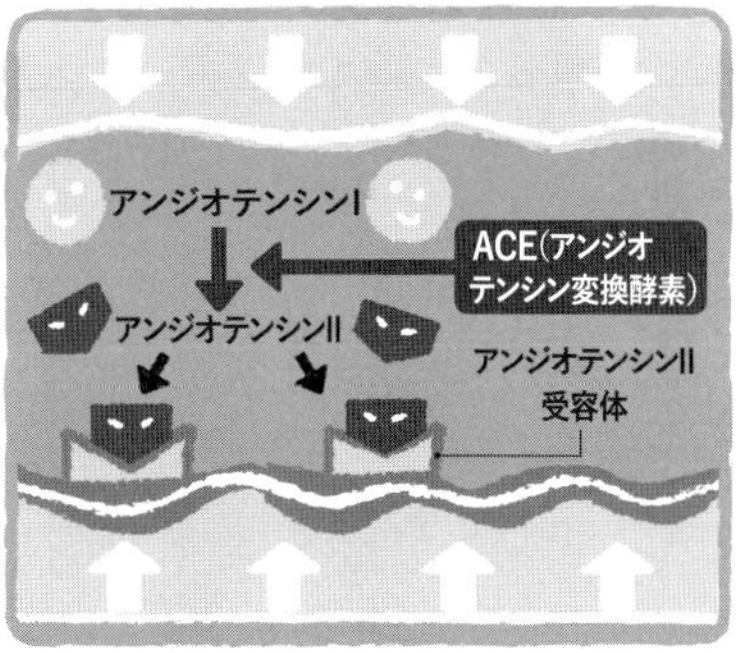

アンジオテンシンIIがつくられ、アンジオテソシン11受容体に結合。血管の収縮するため、血圧が上昇

アンジオテンシン変換酵素（ACE）を阻害する成分で血圧上昇を抑制

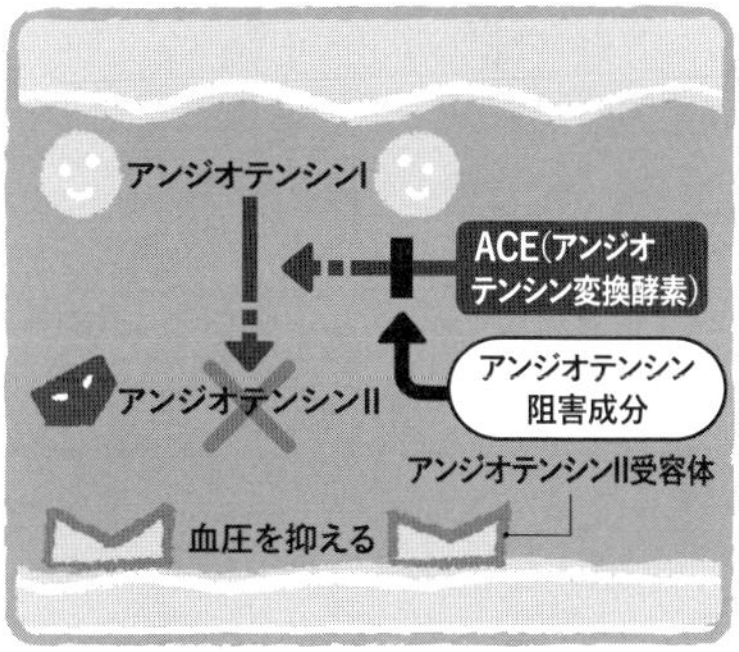

アンジオテンシンIIの生成が抑制され、血管の収縮がないので、血圧も上昇しない

糖尿病の改善には、乳酸菌＋食物繊維をたっぷりとる

糖尿病は、血液中の「ブドウ糖濃度（血糖値）」が慢性的に高い数値を示す病態。健康な人であれば「インスリン」により血糖値はコントロールされていますが、糖尿病になるとインスリンが枯渇する（1型糖尿病）、インスリンがうまく作用しなくなる（2型糖尿病）といった理由で高血糖状態が続いてしまいます。

糖尿病は初期段階では自覚症状がないのがこわいところで、進行すると口の渇きや頻尿などの自覚症状が現れます。さらに進むと、網膜症や腎障害、神経障害などの合併症が発症。また血管が糖によって狭くなり詰まりやすくなっているので、心筋梗塞や脳梗塞、ガンの発症リスクが高まり、ひどくなると血行障害から壊疽《えそ》を引き起こし、その部分を切断することになります。

1型糖尿病の成因は遺伝によるものですが、2型糖尿病の主な原因は、過食や運動不足、そしてそれに伴う肥満。2型糖尿病患者数は世界的に激増していて、日本でも

糖尿病とその予備群に該当する人は、合計2210万人に上ると推定されています。2型糖尿病の予防や症状の改善においては、生活習慣の見直しがポイントです。

血糖をコントロールするインスリンは、「インクレチン」と呼ばれる腸のホルモンからの司令により、膵臓から分泌されます。そのインクレチンは、腸が食事を吸収するときに分泌され、すい臓のβ細胞に働きかけてインスリンの蓄積・分泌を促進させる働きがあります。この仕組みは乳酸菌などの腸内細菌により強く働きます。

腸内細菌は水溶性食物繊維をエサとして増え、糖尿病改善の大きな助けとなります。水溶性食物繊維の多くは、ネバネバ、ヌルヌル食感の食物に多く含まれています。昆布、わかめ、ひじきなどの海藻類、オクラやモロヘイヤ、里いもや長いも、トマト、こんにゃく、くだものなどに豊富です。

ヨーグルトは乳酸菌によって腸内環境を整えるので、血糖値を下げる善玉菌が繁殖しやすくなります。糖尿病を意識するならば、人工甘味料や果糖ブドウ糖液糖などの糖分、マヨネーズやマーガリンなどのトランス脂肪酸を含む食事は避けましょう。

脳と腸と皮膚の3つは、とても密に影響し合う

すでに腸内と脳が深く関係していることや、便秘と肌や美容と腸内環境が深く結びついていることはご説明してきましたが、その関連性のことを「脳腸皮膚相関」といいます。これは仕事や日常生活で過度なストレスを受けると、腸がダメージを受けるだけではなく肌の老化にまで影響が出てくることを表す言葉です。

反対に日焼けや乾燥などの外的要因で肌の老化や、シミ、そばかす、あるいはたるみなど皮膚がダメージを受けても、脳がストレスを感じて腸内環境を壊します。腸がダメージを与えるだけでなく、逆の現象も生じることが相関状態となるわけです。

つまりは脳、腸、皮膚の関係性は、切り離すことができないくらい良くも悪くも影響を与え合っているということになります。逆にいえば、それらの環境がよくなれば、すべてが循環してお互いによい影響を与えていきます。

その相関関係の循環の中心にあるのが腸で、樹木にたとえると栄養を吸い上げる

根っこが腸、太い幹が脳、葉っぱや花が皮膚。葉っぱや花が害虫に食い荒らされれば、幹や根っこまで腐ってしまうこともあるということです。

そもそも腸は脳からの信号を待たずに動く唯一の臓器であり、『第二の脳』といわれるほど。脳をもたないサンゴやクラゲ、イソギンチャクなどの腔腸動物は、腸が脳の働きを担っています。この腸の自己判断には腸内細菌と腸管免疫が関わっており、瞬時にして体を守るための決断をします。

たとえば食べ物が「おいしそう！」かどうかは脳が判断しますが、有害菌が入っているかは判断できません。腸は入ってきた有害菌や有害物質を選別して、有害と判断したら吐き出させたり下痢をしたりして拒絶するわけです。

ところが摂取しすぎれば肥満や体の酸化の原因になるチョコレートやポテトチップスなどを、脳はドーパミンやセロトニンを出させるものと位置づけ際限なく取り込もうとします。ここで脳と腸のせめぎ合いが起こることもあります。

その決断を直接感じることができるのが、皮膚や髪の毛。ツヤツヤ、スベスベになることで、ストレスから腸が守られ「脳腸皮膚相関」が働いたことがわかります。

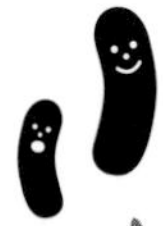

植物性食品や淡色野菜、乳酸菌がガン細胞の生成を抑える

ガンは１９８１年以来、ずっと日本人の死因１位であり続けています。現在ではおよそ２人に１人はガンになる時代です。これだけかかる確率が高い病気にもかかわらずいまだに「自分だけは……」と思っている人が多いのです。

ガンのなかでも日本人の大腸ガンは近年増え続けていて、とくに女性のガンによる死因の１位となってしまいました。もともと男性に多かった大腸ガンが女性にこんなに増えてしまったのは、過剰なダイエットや便秘により腸内環境が悪化していることと無縁ではないと思われます。

人間の体内では日々、３０００～５０００個ものガン細胞が発生しています。人体を構成する約37兆個の細胞は、常に２％が新陳代謝などで遺伝子情報をコピーし、更新されていきます。しかしその過程でどうしてもコピーミスが起こり、それがガン細胞になってしまうのです。

そのガン細胞を攻撃してくれる免疫細胞には、「マクロファージ」「B細胞」「ヘルパーT細胞」「NK（ナチュラルキラー）細胞」などがあります。中心的な働きをするのがNK細胞であり、体内に50億個以上、人によっては1000億個以上も存在しています。

免疫細胞の70％は腸に集中しているので、腸内環境を整えることは、すなわちガン予防になるといってもいいでしょう。アメリカ国立ガン研究所の疫学調査の結果では、植物性食品や淡色野菜がガン細胞を抑制することを突きとめています。

つまり善玉菌のエサとなる水溶性食物繊維が豊富な食品をとることは、善玉菌を活発に活動させ、腸内でガン細胞を退治するための大きな助けとなるのです。

ガンを予防する正しい食生活とほどよい運動、ストレスを減らして前向きな気持ちで暮らすことがもっとも効果的。こういった日常生活で腸内環境は改善され、免疫力がアップしてガンの増殖を防いでくれます。

ガン＝死の絶望の構図から、完治しなくても上手に共存できる時代になってきました。そのカギを握っているのが腸内細菌や乳酸菌でもあるのです。

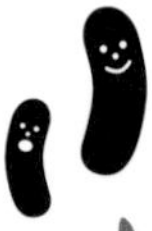

感染症から体を守りたいなら、抗生物質よりもまずは乳酸菌！

「新型コロナウイルス感染症（ＣＯＶＩＤ－19）」をはじめとする、感染症。これは現代に起こったものではなく、太古の昔から人類にとってウイルスや病原菌は脅威的な存在でした。克服しても新たな敵が現れるのくり返しで、今もなお新しい戦いが続いています。

その細菌やウイルスと直接戦っているのが、腸内に70％も集まっている免疫細胞と腸内細菌です。風邪を引くとお医者さんから抗生物質が処方されますが、抗生物質は細菌を殺したり働きを妨害したりするものです。抗生物質は強力に作用しますが、それゆえ体に必要な菌や微生物まで殺してしまうこともあります。

そうなると免疫力が低下し、腸は無防備な状態に。また、そもそも抗生物質は細菌に対するものなので、ウイルスには有効ではありません。そして長く抗生物質を使用していると、厄介なことに耐性をもった菌が現れます。病気の症状が治まったそのときはよいように思いますが、体は無防備な状態に変化しているのです。

風邪やインフルエンザなどの予防対策として手洗い、うがい、塩素やアルコールによる殺菌が推奨されています。これらはあらかじめ菌を殺して体内に入れないようにしているわけですが、それ以上に重要なのが腸内細菌を増やすことなのです。

どんなに対策をしてもすべての病原菌やウイルスが体内に侵入することを防ぐことはできません。体内に入ってきた病原菌やウイルスに対して解毒を行うのが、免疫細胞と腸内細菌。免疫細胞と腸内細菌が正しく機能していれば、病原菌やウイルスの動きを抑えることにつながります。

もし免疫細胞と腸内細菌の機能が弱まっているならば、それらの侵入、滞在、増殖を許し、罹患して悪化させてしまうことだってあるのです。

いざ病気になってから薬に頼るよりも、まずは食生活や生活を見直して腸内環境を整え、いつでも腸内細菌が病原菌やウイルスを迎えて打ち勝てるよう、準備しておくことが大切です。

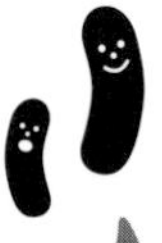

意識して乳酸菌をとることで さまざまな不調から解放される

乳酸菌で腸内環境を整えることにより予防・改善の可能性をもつ病気や症状は、まだまだたくさんあります。

口のなかには、腸内と同じように細菌がすむ「口腔内フローラ」があり、そこにすむ乳酸菌は糖やタンパクをエサに増え続けていきます。口腔内フローラや歯肉などの組織を破壊し歯周病を起こす「ジンジバリス菌」、歯を溶かして虫歯の原因となる「ミュータンス菌」と戦ってくれるお口の味方です。

また多くの現代人を悩ませる症状のひとつが、花粉症。これは一種のアレルギー反応で、体内に入ったウイルスや病原菌などの異物を速やかに体外へ排除しようとする免疫システムの過剰反応で起こります。花粉は無害なのですが、異物と認識して体内で「ＩｇＥ抗体」がつくられ、排除しようとしてくしゃみや鼻水、目のかゆみなどさまざまな症状となって出てきます。この抗体の産出を指令しているのが「ヘルパーＴ

細胞の2型」で、乳酸菌はその指令と反応を抑制してくれます。

ほかにアトピー性の気管支炎、アトピー性皮膚炎もアレルギー反応です。これらの主なアレルゲンとなっているのは、チリやダニの死骸などのハウスダストをエサとするダニ。乳酸菌をはじめとした腸内の善玉菌は、花粉以外にもダニなどのアレルゲンの侵入もブロックします。

漬け物などの発酵食品を食べる機会が少なくなり、食生活の欧米化によってファストフードなどの高脂肪食が増えたことで、現代人の腸内環境は悪くなっています。これではいろいろな病気や不調が生じる確率が、高まっても不思議ではありません。

しかし、うつなどのストレスによる病気も含め、現代人が悩まされ続けている病気や体調不良、過去にはあまり聞かなかった新しい病気も含めて、乳酸菌により、かなり改善されることがわかります。

乳酸菌はこんな病気や症状を予防&改善する!

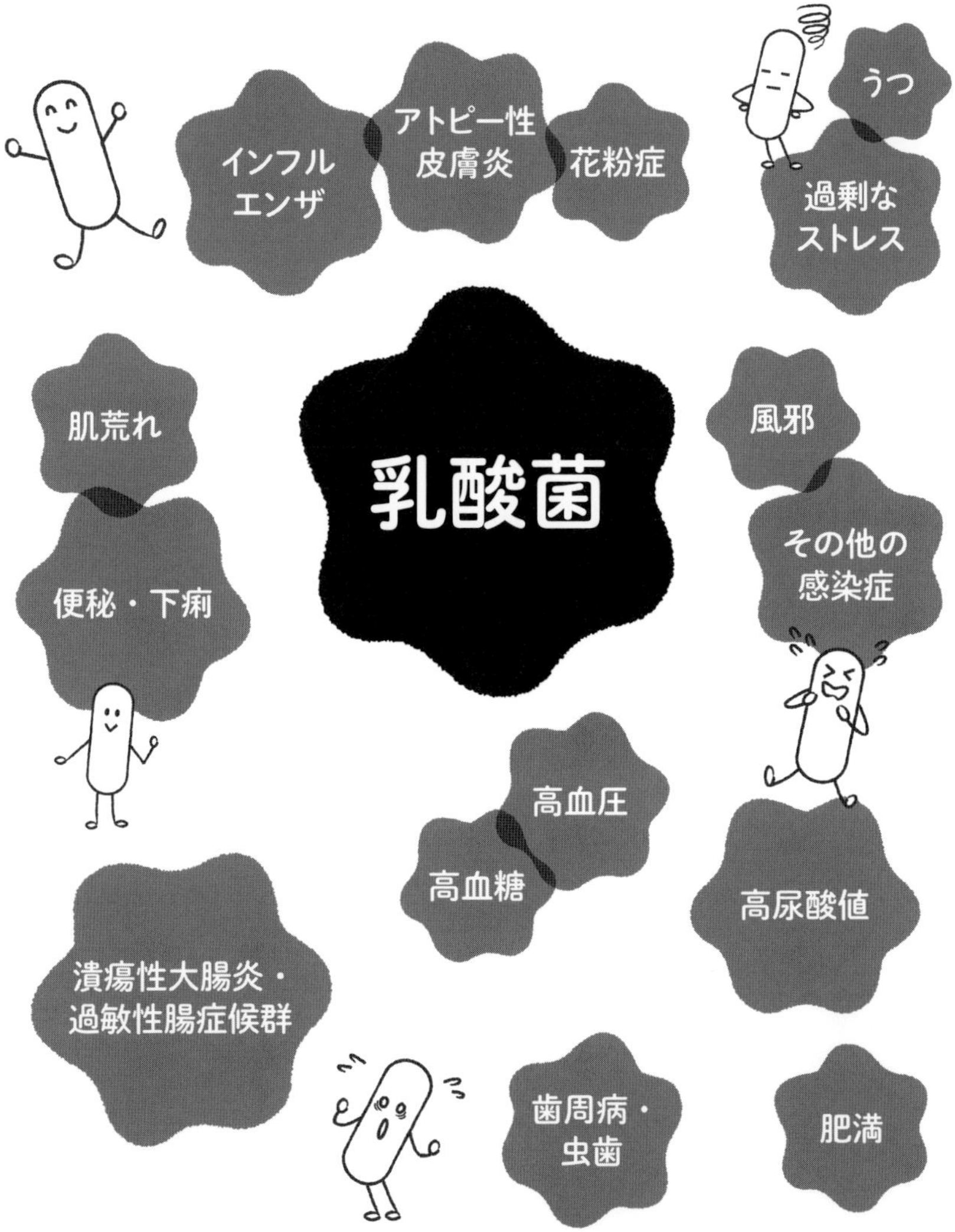
インフルエンザ
アトピー性皮膚炎
花粉症
うつ
過剰なストレス
肌荒れ
乳酸菌
風邪
便秘・下痢
その他の感染症
高血圧
高血糖
高尿酸値
潰瘍性大腸炎・過敏性腸症候群
歯周病・虫歯
肥満

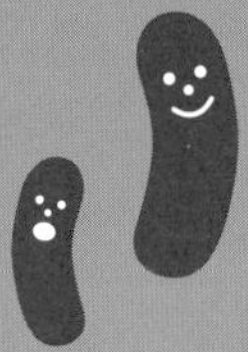

4章

注目！乳酸菌に アンチエイジングや メンタル安定効果

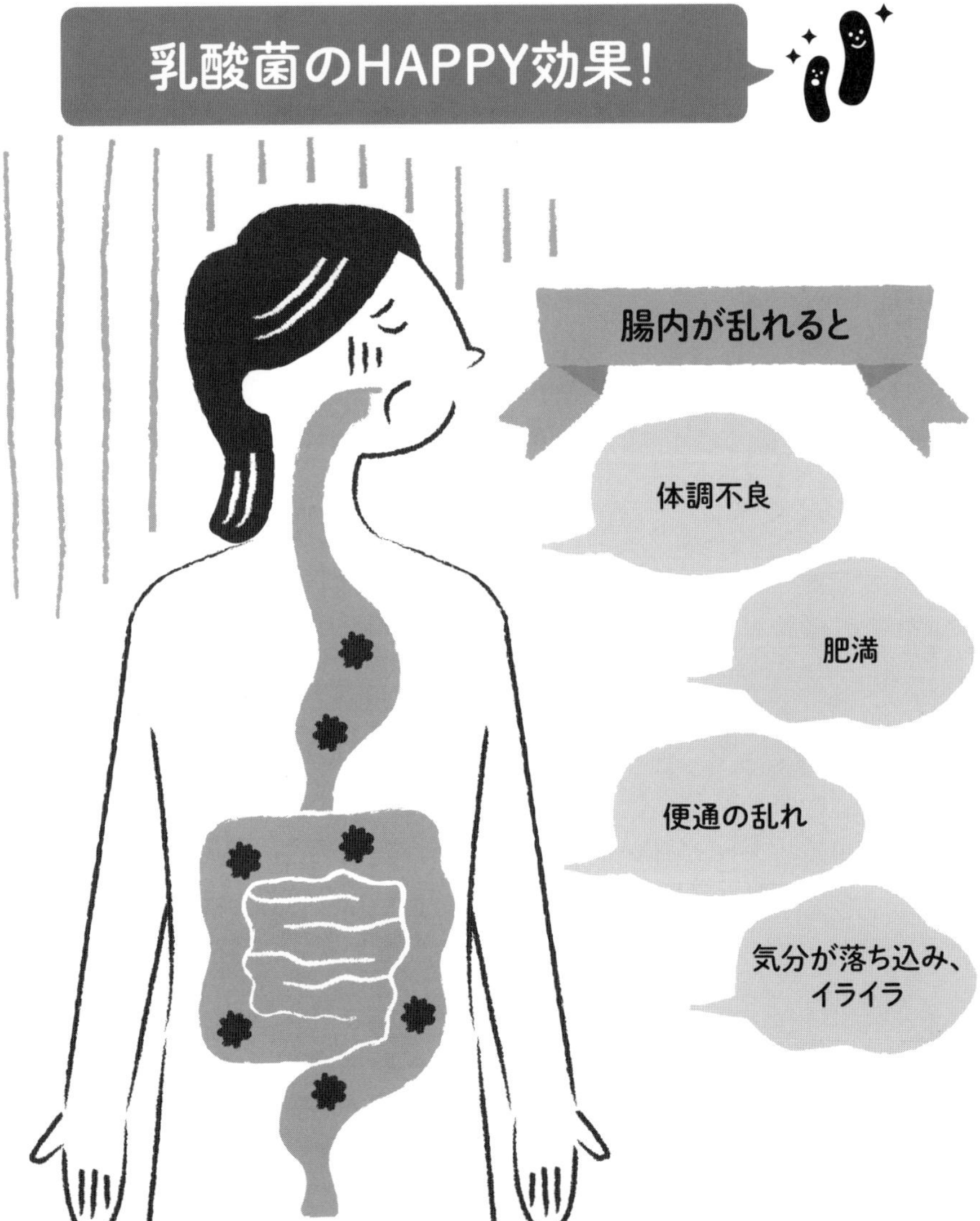
乳酸菌のHAPPY効果！
腸内が乱れると
体調不良
肥満
便通の乱れ
気分が落ち込み、
イライラ

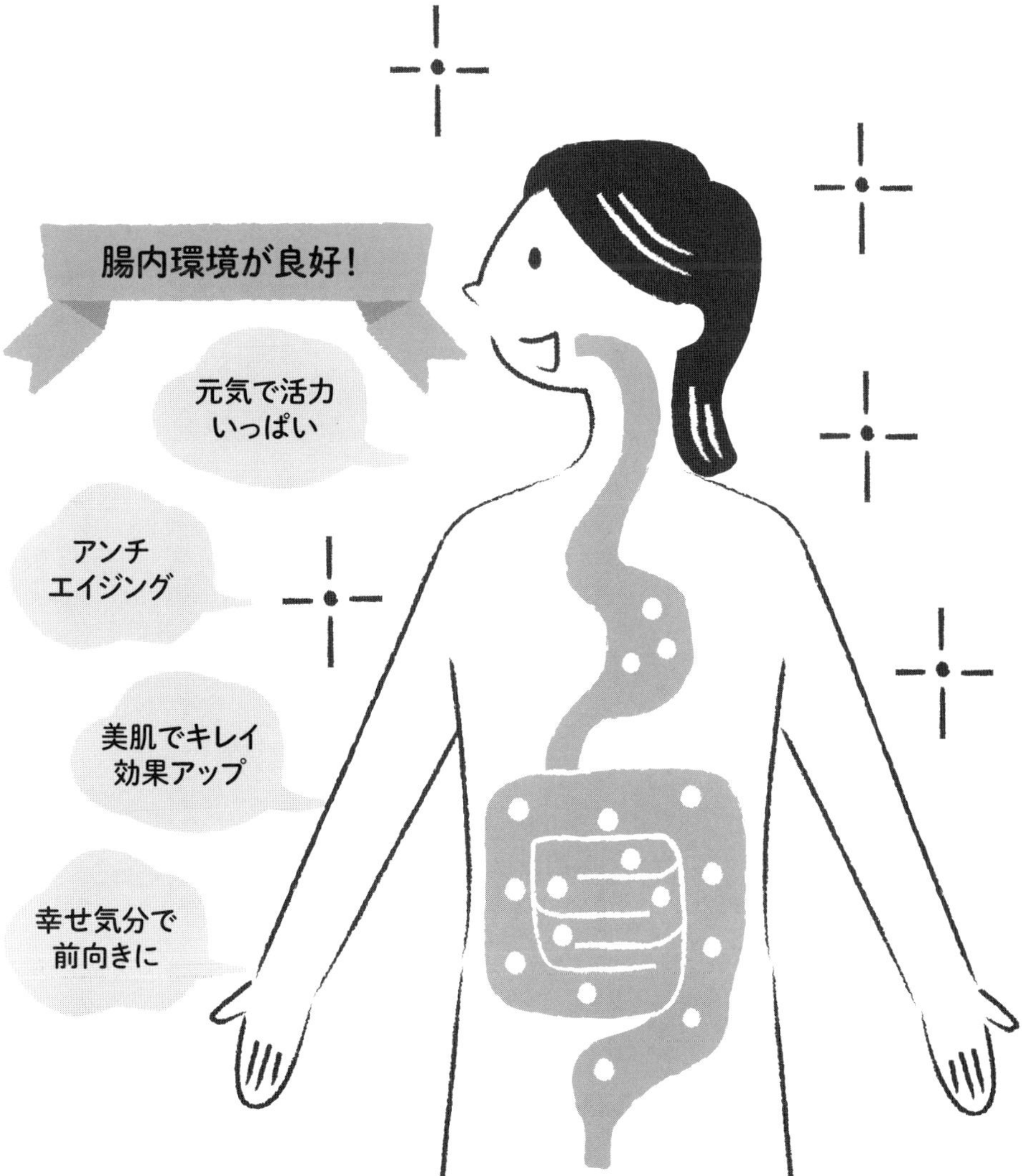
腸内環境が良好！
元気で活力
いっぱい
アンチ
エイジング
美肌でキレイ
効果アップ
幸せ気分で
前向きに

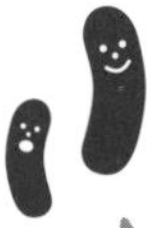

肌や髪の色つやは、腸内細菌のバランス次第

腸内環境が悪くて善玉菌より悪玉菌の勢力が上回ってしまうと、腸のなかで有害な物質がつくられ、血管の老化を引き起こす原因になるという話はすでにご紹介しました。

腸の状況によって、肌の保水量やハリに変化を生じることもわかっています。その腸の若さと健康を保つための基本となるのが、腸内細菌のバランスを良好に保つことなのです。また上質な乳酸菌を日常的に摂取していると、肌がツヤツヤ、スベスベとなってうるおいも保たれます。

活性酸素（鉄がさびるように、体を酸化させる酸素）は細胞に作用し、変性させてガン細胞化したり、老化を促進したりするトラブルメーカーで、肌の細胞を傷つけ、攻撃を受けた肌にはシミやシワができやすくなります。同時に他の細胞も攻撃され、老化が進んでしまうのです。

しかし腸内環境が整っていれば、腸内細菌が食物繊維を分解する過程で発生する水素が活性酸素を消してくれます。

また便秘などで腸内環境自体が悪くなると、腸内に腐敗物や有毒ガスがたまり、おそろしいことに腸の粘膜の毛細血管を通して全身にまわります。これが皮膚から皮脂や汗とともに排出され、炎症を起こしてニキビや肌荒れの原因となるのです。とはいえ、乳酸菌の整腸作用により腸内環境が整備され、便秘が解消すれば、すぐに治ります。

つやのある美しい髪をつくるためにも、乳酸菌は力を発揮します。頭皮の血流が悪くなれば、髪をつくり出す毛母細胞にも栄養が行き届きません。栄養が足りなければ毛根は小さくなり、そこからつくり出される髪のハリはなくなってしまい、白髪の原因にもなります。

腸が健康だからこそ正しく全身に血流がまわるのです。肌や髪の状態を見れば、腸内環境の状態や体全体の老化の状況もわかるということにもなります。肌つやがよく、シミのない人は腸も若々しく健康といえます。

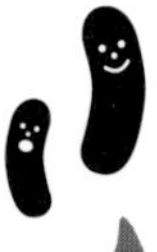

内臓脂肪の蓄積を抑える乳酸菌こそたのもしいダイエットの味方

乳酸菌で腸内環境を整えることは、ダイエットの強い味方になります。ダイエットで重要なのは、食事から生み出されるエネルギーをいかに正しく消費するかにかかっています。

エネルギーが消費、燃焼されれば、余剰分のエネルギーが脂肪として蓄積されることを防げ、内臓脂肪をため込んで健康を害する高脂質症やメタボリックシンドロームとは無縁となります。さらに内臓脂肪やコレステロールなどの値も、正常な状態を維持できます。

乳酸菌のなかには、うれしいことに内臓脂肪の蓄積を抑える働きをもつものがあります。内臓脂肪の増える要因のひとつは、高脂肪食によって細胞壁に糖質や脂質が増え、それが腸壁を壊して血中に流れてしまうことなのですが、ある種の乳酸菌は腸壁にバリアを張って糖脂質を通さないようにしてくれます。

ところで同じような食生活を送っていても、太りやすい人と太りにくい人がいます。腸内細胞が太りやすさを決めているという、実験結果があります。

ワシントン大学で無菌状態のマウスを用意し、一方には太っているマウスから、一方には痩せているマウスから腸内細菌を移植したところ、太っているマウスから移植したマウスは太りやすくなるという結果が出ました。太りやすさは腸内細菌が決めているといっても過言ではないのです。

一方で太りやすい食事を続けると、腸内細菌が変化するという実験報告もあります。慶應義塾大学医学部の研究によれば、高脂肪食を食べ続けたマウスは腸内細菌が変化し、悪玉菌が増えることが確認されています。つまり食事によっては、自らの腸内細菌を太りやすいものに変えてしまうわけです。

腸が健康であれば、血行もよくなり内臓機能も活発に働いて、消費カロリーも高まります。腸が活発に動くことで老廃物をため込まず、排泄もスムーズになり、エネルギー効率の高い体をつくりあげることができるのです。

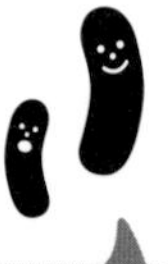

完全糖質オフで腸内環境は悪化。過剰なダイエットは腸の敵

痩せさえすれば、腸にとっていいのかといえばそういうものでもありません。たとえば糖質制限ダイエットは、糖質をエサとする乳酸菌にとっては兵糧攻めをされているようなもの。糖質という栄養源を絶たれれば、体内の乳酸菌は数週間で餓死します。

また断食や絶食で食物をとらないと、腸の粘膜は急激に萎縮してしまいます。それにともない腸内の細胞の表面にある突起の〝微鞭毛〟も萎縮し、腸内での粘液分泌も減少して腸管が働かなくなります。

腸内の善玉菌が死ねば、悪玉菌は増殖します。腸壁内のバリアも弱るので、悪玉菌は腸壁の毛細血管から侵入して、重大な病気を引き起こす危険すらあるのです。

効果が出やすい糖質制限ダイエットですが、極端な糖質カットは腸にとってはハイリスク。ほどほどに気長に行うのが賢明といえそうです。

食事面だけでなく、ジムなどで自分を激しく追い込むようなトレーニングを続けることも、腸にとってはマイナスになることがあります。運動自体は、心や体のためにも大切ですが、軽い運動でもトレーニングでも自分自身が楽しく続けられる範囲がベストです。

たとえば、朝にウォーキングをしたいと思い、実際に行うと「気持ちがいい！」という感情がわきあがります。これは脳内に「セロトニン」という幸福感を感じさせるホルモンが分泌されるからなのですが、このホルモンはじつは大部分が腸内でつくられています。

脳と腸は密接につながって影響し合っています。この「幸せ物質」が脳に不足しているときは、腸もがんばって働くので、腸内細菌が元気になります。

腸がつくる幸せホルモンでゆったりとメンタルケア

日々のストレスに加えて在宅ワークも増え、パソコン、スマートフォンなどを長時間見たり、操作したりすることが多くなっています。どれも脳が疲れてしまい、メンタルの状態も不安定になってしまいがち。すこやかに日々を暮らすためには、メンタルケアは重要な要素になります。

人が幸せと感じるのは、脳に分泌される「ドーパミン」、「セロトニン」、「オキシトシン」といった脳内分泌物が深く関与しています。先のページでも書きましたが、別名〝幸せ物質〟と呼ばれるこれらのホルモンの大部分は、腸内で生成されているのです。

腸を健康にしておけば、腸でつくられた〝幸せ物質〟は脳に送られ、ドーパミンによりやる気が出たり、セロトニンやオキシトシンの効果でうつが改善に期待できます。

これらは「脳腸皮膚相関」と同様に、「脳腸相関」と呼ばれます。脳と腸は自律神経系やホルモン、サイトカインなどの液性因子を介して密接に関連しています。脳腸相関とは、生物にとって重要な器官である脳と腸がお互いに密接に影響を及ぼし合うことを示す言葉です。

腸は独自の神経ネットワークをもっていて、脳からの指令がなくても独立して肝臓や膵臓に指令を出すことができますが、脳からの影響も受けています。たとえばストレスを感じるとお腹が痛くなることがありますが、これは脳が自律神経を介して、腸にストレスの刺激を伝えるからです。逆に腸に悪玉菌が増えると、脳にセロトニンが送られなくなり、不安感が大きくなりイライラがつのります。

また食欲も脳から指令が出ていて、腸管から放出されるホルモンがそれに関与しています。これらは腸の状態が脳の機能にも影響を及ぼすことを意味します。

最近では病原菌だけでなく腸内細菌も脳の機能に影響を与えるという研究が注目を集めています。キレやすい人は明らかに腸内細菌に善玉菌が少なく、腸内に腐敗物や有毒ガスがたまるのでオナラが臭うというもの。このように健康とメンタルの健全性は、わたしたちが思うよりかなり密接に結びついているのです。

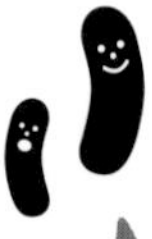

善玉菌優勢な腸内環境下で、快眠を誘うメラトニンも活発になる

睡眠不足は美容と健康にとって大敵。寝不足が続けば肌荒れや目の下にクマができるなど、さまざまな影響が現れます。よい眠りを得るためにも、乳酸菌はおおいに役に立っています。

質のよい睡眠には、眠りを誘うホルモンである「メラトニン」が必要不可欠です。これは、夜間に脳の〝松果体〟という器官から分泌されるホルモンで、脈拍や体温、血圧などを低下させるなど、睡眠を促す作用があります。しかし年齢とともにどうしても分泌量が減っていきますので、メラトニンの分泌を促すには、腸内環境を整えることが重要です。

食事により体内に取り込まれたタンパク質は、腸内細菌によって分解、合成され、「トリプトファン」という物質をつくり出します。このトリプトファンが、メラトニンの生成に必要不可欠なものなのです。

したがって腸内細菌の数が多く、善玉菌が優勢な腸内環境であるほどメラトニンの生成は活発になり、質のよい眠りにつながるというわけです。

睡眠不足になると、免疫力が下がり、ウイルスや細菌への抵抗力が落ちてしまいます。また自律神経のうち、副交感神経が優位になっている状態で免疫細胞はもっとも活性化します。副交感神経はリラックスした状態のときに働くので、人体にとってもっとも精神が弛緩した状態である睡眠中は、免疫細胞がもっとも活性化する時間ともいえるでしょう。

体の修復や再生機能、免疫力を高めてくれる成長ホルモンの分泌は、夜、寝ている間にもっとも盛んに行われます。成長ホルモンは肌につやを与えたり、肌の水分量を保持する力を向上させたり、肌のターンオーバーを促進したりします。脳腸皮膚相関といわれるように、皮膚の調子は腸の調子とも連動しています。

「寝る子は育つ」といいますが、腸内細菌たちも眠りとともに育っているわけです。

COLUMN

家庭のぬか床から！ HJ1乳酸菌発見伝！

ぬか漬けならなんでもいい……わけではなかった

日本の伝統的発酵食品であるぬか漬けには豊富な乳酸菌が含まれている……ということはよく知られておりますが、ぬか漬けならなんでもいいということではありません。現在、市販されているほとんどの漬け物用のぬかはあらかじめ加熱殺菌されて乳酸菌がいなかったりしますし、売られている漬け物もそのため発酵が進まず、うま味が足りないので調味料が添加されているものも多いのです。しかし、昔ながらの本物のぬか漬けを探すのはほんとうにたいへんですし、今の生活事情では、各家庭に代々受け継がれたぬか床などもほとんど残っていません。なんでも手に入りやすい時代に、むしろ手に入れるのが難しいものになっています。

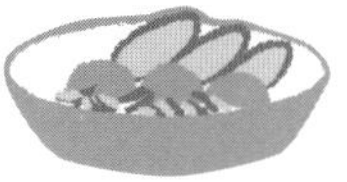

スーパー乳酸菌はぬか床からみつかった！

2019 年に発見された「強い」「小さい」「くっつかない」という良質な乳酸菌のもつ特徴をすべて備えたスーパー乳酸菌 HJ1 は、H & J 社社長、中村仁氏のお父さんのつくったぬか床から、そのおおもととなる乳酸菌が発見されたものです。農作業が趣味のお父さんが毎日素手でぬか床をかき混ぜることにより、手の皮膚常在菌と出合うことによってぬか床とそこにすむ乳酸菌が鍛えられ、強くなったのです。そして中村氏が、その乳酸菌を試行錯誤して、増殖と特性の強化に成功。これが HJ1 と名づけられた乳酸菌です。日本で生まれ、日本で育った世界最高峰の乳酸菌は、わたしたちの暮らしを変えてくれるかもしれません。

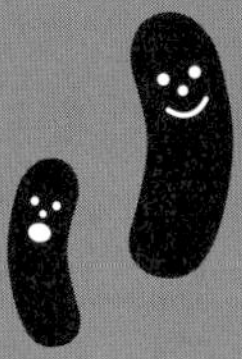

5章

乳酸菌の死菌を賢くとって、最高の体調に

効果的にとるには、乳酸菌は絶対的に死菌を選ぶ

ここまで乳酸菌がどれくらい健康維持のために役立っているかを述べてきましたが、そうなるとどうしても気になるのが「どうやって乳酸菌を摂取したらいいのか」「どの乳酸菌を選んだらいいのか」ということだと思います。

これだけ注目を集めている乳酸菌ですから、スーパーやコンビニには大手メーカーが競い合うように多種多様な機能性ヨーグルトや乳酸菌飲料を並べています。また5000社以上からさまざまなサプリメントが販売されているなか、乳酸菌関連のサプリメントも年々増えています。そもそも乳酸菌の種類だけでも、350〜1000種類もあるのです。

ですから本当に効果のある乳酸菌製品を選ぶにはどうしたらいいのか？と疑問をもつのは当然のこと。そこで選ぶためのコツをお教えします。

まず重要であるのは、乳酸菌が死菌であること。「生きて腸まで届く」必要はない

ことはすでに書いた通りです。効果的な摂取のためには、死菌のほうが都合がいいのです。もちろんそのことは有名メーカーも把握していて、研究もだんだんと死菌にシフトしてきています。

次に乳酸菌以外の成分に注意を払いましょう。いくら乳酸菌が体にいいとしても、相反する体によくない成分を過剰にとり込んでしまえば、その効果が薄れてしまうどころか、とらないほうが賢明ということにさえなってしまいます。

そして成分表示は信用できるものか、必ずチェックする必要があります。その理由は乳酸菌製品、乳製品、サプリメントともに「食品」に区分されるので、成分表示も厳格とはなかなかいきません。いいかげんな業者も残念ながら多く存在するので、公的な第三者機関の認証があれば安心です。

そして、腸に吸収されやすい乳酸菌を選ぶことです。選ぶポイントは、乳酸菌のサイズが「小さいこと」、そして「くっつかないこと」です。

以降のページで詳細をご説明していきます。

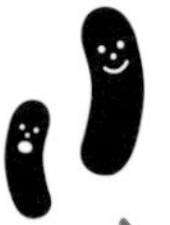

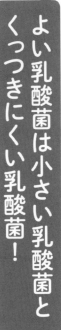

よい乳酸菌は小さい乳酸菌とくっつきにくい乳酸菌！

乳酸菌を摂取するときに気をつけたいのは、とにもかくにも「乳酸菌のサイズ」と「くっつきにくさ」です。乳酸菌は小さければ小さいほど、腸から吸収されやすくなります。吸収される乳酸菌の量が多ければ、当然健康効果は高まり、免疫力アップが期待できます。そこでおすすめなのが、「ＨＪ１乳酸菌」です。植物性乳酸菌「ＨＪ１乳酸菌」は、２０１９年にぬか床から発見されました。

「ＨＪ１乳酸菌」は植物性乳酸菌のなかではとても小さな乳酸菌のひとつで腸管を刺激して免疫をただしく、そして強く働かせる効果があります。免疫増強作用が飛び抜けて高く、数ある乳酸菌のなかでも免疫活性能の高い乳酸菌です。

また「ＨＪ１乳酸菌」は白血球の栄養源であるＢＲＭが多く、効果的に〝白血球の栄養〟をとることができます。もうひとつの特徴は乳酸菌同士がくっつきにくいということです。通常の乳酸菌はお互いがくっつき合って４〜５倍以上の大きさになると予測しており、腸からの吸収がスムーズでなくなってしまいます。つまりＨＪ１乳酸菌ならば、少量でもさまざまな効果を期待できるということになるのです。

それを証明しているのが抗ガン剤治療薬との比較試験です。抗ガン剤とは免疫力を高めて、ガンをやっつけるものです。ＨＪ１乳酸菌は、その抗ガン剤の70％以上の免疫活性が現れたもので、大変注目されている乳酸菌です。

副作用がないことと、病気になってからではなく、その前の健康な体づくりの予防の段階でとり入れられるので、食品として取り扱われています。

「パパ・ママ相談室」として多くの方の問題解決となる配信をしております。
気になることなど、直接ご質問くださいませ。

ＨＪ１ホームページ
ＨＪ１乳酸菌の内容をホームページに記載しております。
詳しい内容やエビデンス、開発までのストーリーなどご覧ください。

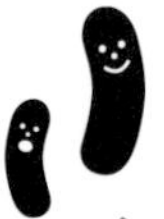

真実の乳酸菌はＧＭＰ認証されて活性化テスト済み

日本においてサプリメントは、医薬品ではなく「健康食品」に位置づけられています。それをいいことにいい加減な成分表示をする業者と製品が横行していることも事実です。サプリメントを販売している会社は５０００社以上ありますが、表示どおりの栄養素が入っているのは１２０社程度という報告もあります。

大きな目安となるのが、「ＧＭＰ認証」の工場で製造された製品であること。「ＧＭＰ」とはGood Manufacturing Practice の略で、適正製造規範のことです。『公益財団法人、日本健康・栄養食品協会』により認証され、原料の受入れから最終製品の出荷に至るまでの全工程で、厳密な品質管理がされている工場のみが表示できます。これが消費者にとって、表示通りの原料が使用され、汚染対策や菌対策がきちんと行われている偽りのない製品かの判断材料になります。

また生きている乳酸菌でも死んだ乳酸菌でも、重視されるのが活性化テストです。

これは乳酸菌を製品化するためには培養して増やす必要があり、培養が終わったときに変化していないか検査するものです。そのため数十分に一度の分裂をくり返し、乳酸菌を容器に入れて製品化します。

製品はトラックに揺られて倉庫から店舗へ移動し陳列され、数日経って購入後、家庭の冷蔵庫に保管されます。そうなると一度検査した商品でも、元のままの効能をもっている乳酸菌かどうかの確証はもてません。ですから製品化された時点と口に入れる時点を想定し、本来、2回は活性化テストをする必要があると考えています。

また死んだ乳酸菌もタンクで培養時には生きている状態なので、製品化された時点で1回は活性化テストしないと、その効能の確証は得られません。そのため死んだ菌でも、活性化テストをしていることが重要となります。

活性化テストを行っている企業はこの内容を公表していることが多いため、ホームページなどから確認ができます。

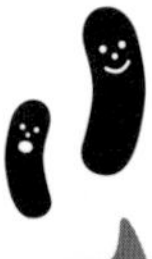

乳酸菌製品は乳酸菌以外の成分も重要

乳酸菌製品を選ぶにあたり、とても重要となるのが乳酸菌以外の成分です。「体にいい乳酸菌が入っているものを食べればすぐに健康になれる」と思われるかもしれませんが、それがすべて正解とはいえない部分もあるのです。

たとえば牛乳。日本人の多くは牛乳の消化酵素を遺伝的にもっていないので、牛乳に入っている「乳糖」に作用して下痢を起こす人が結構いて、この症状を「乳糖不耐症」といいます。乳糖は日本人にとって、要注意の成分ともいわれています。

また牛乳は高タンパク質、高栄養で、健康や骨を丈夫にする食品としておなじみです。しかしハーバード大学のデータで7万8千人の女性を12年間調査して結果では、骨折は乳製品を摂取すればするほどリスクが高くなると結論づけており、骨粗相症の原因として1日1杯の牛乳を2年間摂取した女性は、まったく摂取しなかった女性に比べて骨量が2倍の速さで減少したという報告があります。つまり昔からよいとさてきたものが、「必ずしもそうではなかった」ということがあるのです。

ただし乳糖不耐症の人でも、ヨーグルトは発酵の過程でタンパク質が変化したものなので、消化酵素の有無にかかわらず消化・吸収できるようになります。

糖分でいえば善玉菌のエサとなるオリゴ糖などを摂取するのがおすすめですが、少し値段が高いという難点があります。そのため安価な加工食品には、コストの安い「果糖ブドウ糖液糖」などの異性化液糖が多く使われます。これらは悪玉菌の好物です。また食後の短時間に血糖値を急上昇させ、血管にダメージを与える〝血糖値スパイク〟を引き起こす可能性があります。

ノンカロリーや低糖質食品などで、糖分がわりに多く使用されるのが人工甘味料の「アステルパーム」。もともと自然界には存在しない人工甘味料ですから、糖質ではないのに脳に砂糖の200倍という甘さを誤認させてしまい、脳には負担になります。意図的に脳を誤作動させる物質というのは、あまり摂取しないほうがよさそうです。

乳酸菌と同様に注意したいのは、酸化していない油を選ぶこと

油脂分の摂取にも、気をつけなければいけません。ほとんどの油は、製品化される時点で、すでに酸化されています。〝酸化＝鉄がさびるような状態〟ですから、これが油脂分のなかで起こっていれば、摂取した体内も酸化してしまいます。

体が酸化すると、血行不良が生じて血管の疾患や肩こりなどを引き起こす原因になります。ほかに老化や慢性疲労、肌荒れなどの症状も出てきます。

とくにマーガリンに多く含まれる「トランス脂肪酸」は老化を促進する活性酸素を生成し、体内のコレステロール値のバランスを崩して、心臓病の一因になります。また免疫力を下げて、腸に大きな負担をかけます。

いくら乳酸菌が素晴らしい効用をもっているとしても、その効果を打ち消すどころか害となるものを同時に体にとり込んでしまっては意味がありません。同時摂取する成分によっては、乳酸菌の効果を減らすどころか、健康に悪影響をもたらしかねない

ということです。買う前、あるいは食べる前に、成分表示をよくチェックしてから乳酸菌製品を選びましょう。

乳酸菌食品の正しい選び方

1. GMP認定の工場（P.84参照）で製造している
2. 乳酸菌以外の成分まで気をつけている
3. 死んでいる乳酸菌を数多く配合している
4. くっつかない乳酸菌、または小さい乳酸菌である
5. 活性化テスト（P.84参照）を製品化された時点でしている

無理なく腸内環境を改善するには、乳酸菌サプリメントがおすすめ

「乳酸菌」を増やすためには、いろいろな方法があります。キムチや浅漬け、あるいはみそ汁など乳酸菌を多く含む食品や料理を食べて、腸内細菌を育成することがもっとも基本的なスタイルです。

でもガン細胞の抑制に効果が期待できるのは、乳酸菌を5000億個（体重50kg前後の人の場合）摂取することが目安となります。そこまで食事で腸内の乳酸菌を増やすことはむずかしく、野菜であればかなりの量を食べなければなりません。

また機能性ヨーグルトなどは、〝生きている乳酸菌〟ならば、菌が変質する心配や、効率を考えるといろいろなロスが多く、また大量に食べるとなると糖分や脂肪分も気になってきます。

その点〝死んでいる乳酸菌＝死菌〟のサプリメントは、乳酸菌を加熱殺菌して水分を蒸発させ、腸管免疫と腸内細胞のエサとなる細胞壁のみを取り出しているので、サ

プリメント自体は少量の摂取でも、実際は大量の乳酸菌を体内にとり入れることができます。菌が死んでいて乾燥しているので、変質の心配がないのも利点です。死菌のサプリメントは多少の味はありますが、余分な糖分や脂肪の摂取が避けられるので、料理などに加えてもおいしく仕上がります。加熱しても成分が変わらないので、いろいろなメニューに加えられます。

また白菜、ダイコン、レタスやキュウリなどの淡色野菜に含まれる水溶性食物繊維は、白血球のエサとなります。淡色野菜はクセや風味の少ない野菜が多いのですが、サプリメントと合わせてもまったく気にならない、おいしい味わいになります。

健康のために、無理になにかを摂取しようとしても、なかなか続くものではありません。おいしく、無理なく、そしてたっぷりと乳酸菌が摂取できるよう、自分に合った方法を選びましょう。

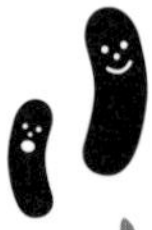

乳酸菌の効果は、犬、猫、人に境界線なし！

大切な家族の一員であるペット。人間と体のつくりの違う犬や猫に乳酸菌をとらせても効果があるのか、と疑問に思う人もいるかと思います。また、与えるにしても、犬や猫専用の乳酸菌が必要なのではないか、と思われるのではないでしょうか。結論からいえば、「人には人の乳酸菌」といったくくりはあまり関係がないと思われます。

犬も猫も肉食動物であり、本来であれば自然で生活をする草食動物を食べていました。そして、その草食動物の腸を食べるときに、腸内細菌や腸内で発酵された食物を摂取していました。肉食動物であっても、草食動物から「腸内細菌や乳酸菌や食物繊維」をとり入れることで自身の腸内環境や腸管免疫を保っていたのです。

ただ、現代では、ペットである犬や猫が自然界の草食動物を食せる機会はなく、主食はペットフードになっています。ペットフードのなかにも上質な製品は存在しますが、自然界の草食動物の腸内を再現するフードを製造することは非常に難しいです。

そして、腸内細菌や腸管免疫を高めて正常にするために「乳酸菌などの上質な原料」を配合しようと考えると、相当高価な製品になってしまい現実的ではなくなります。

ですので、サプリメントなどによって「小さい乳酸菌」「くっつかない乳酸菌」という上質な乳酸菌を摂取することでさまざまな効果が現れているのです。

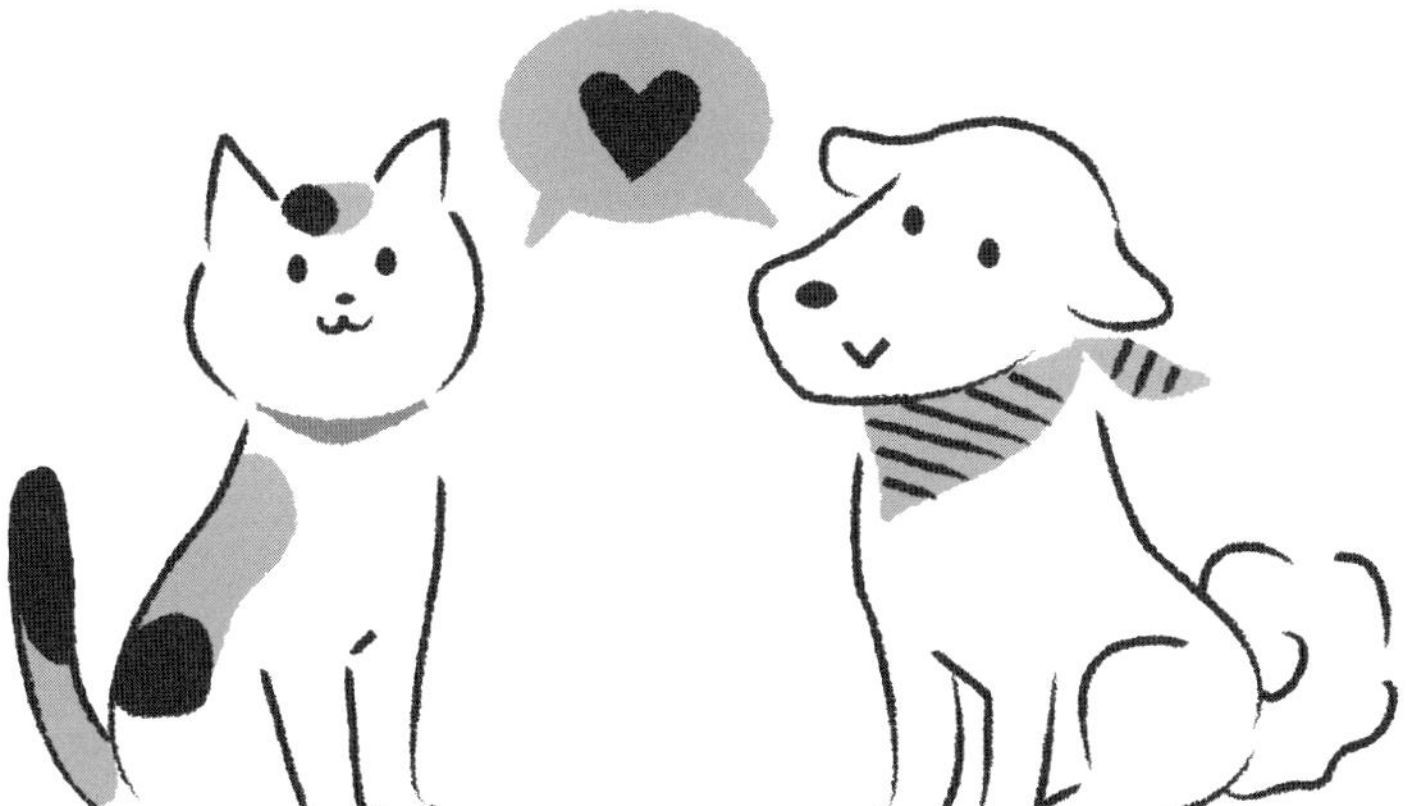

おわりに ～感謝を込めて～

この本を手に取っていただいた方に感謝を致します。本を読まれた方の多くは、健康の意識が高く、大切な人の健康をも気にかけておられる方だと思います。そのような方々から健康の尊さが発信され、救われる命が増えていくことを祈っています。

これまで腸内環境によい食事や気をつけるべき成分などを紹介しながら、「健康食品を手にするならば、条件に見合うものを選んで欲しい。そうすれば、安全で安価で安定したものを選ぶことができる」と、講演会などを通じてお伝えしてまいりました。

このような乳酸菌について知ってもらうための活動を続けるなかで、いつしか**「乳酸菌に選ばれた男」**と呼ばれるようになり、自分ではその愛称に多少の違和感を感じながらも、自らが**『ＨＪ１』という理想の乳酸菌**の発見に成功をしたことで、次第にその愛称が腑に落ちるようになりました。今では〝乳酸菌の真実を伝える使命〟すら感じております。

昔ならば必要なかった健康食品や乳酸菌。しかし栄養価の少ない野菜、体に入れることを防げない食品添加物、電磁波やストレスなど、伝えきれないほどの健康に悪い環境に囲まれ、なにかを補助しないといけない時代に入りました。そして「入れる」ことを防げないのならば、「出す」という意識も必要になりました。

「入れるべき必要のあるものとは?」「どうすれば出すことができるのか?」そのようなことを背景に、いかに **〝死んでいる乳酸菌〟** がすぐれているのか。そして乳酸菌の性質も合わせて伝え、死んでいる乳酸菌の起こす作用や可能性も知ってもらいたいとの意味を込めて、この本は **『新しい乳酸菌の教科書』** と題しました。

まだまだ、乳酸菌にはすばらしい力があります。これから研究が進んでいくことも、たくさんあります。本書を、すごい乳酸菌たちの働きを知っていただくきっかけとして頂けたら幸いです。

末筆となりますが、この本の出版にお力を貸してくださいました方々に、心より感謝の意を捧げます。

『乳酸菌に選ばれた男』こと　株式会社Ｈ＆Ｊ　中村　仁

[著者]
中村 仁（なかむら・じん）

[BOOK STAFF]
デザイン　望月昭秀　林真理奈（NILSON）
イラスト　石山綾子
校正　株式会社東京出版サービスセンター
協力　遠藤誠（桜葉コンサルティング株式会社）
編集協力　櫻井豪　鈴木正美（Studio Orange）
構成・編集　荒川典子（@AT-MARK）
進行・管理　平島実（辰巳出版株式会社）

新しい乳酸菌の教科書

2020年11月 5 日 初版第1刷発行
2024年 3 月15日 初版第2刷発行

著者　中村仁
発行人　廣瀬和二
発行所　辰巳出版株式会社
〒113-0033 東京都文京区本郷1-33-13 春日町ビル5F
TEL：03-5931-5920（代表）
FAX：03-6386-3087（販売部）
http://www.TG-NET.co.jp

印刷所　三共グラフィック株式会社
製本所　株式会社セイコーバインダリー

本書へのご感想をお寄せください。また、内容に関するお問い合わせは、
メール（otayori@tatsumi-publishing.co.jp）にて承ります。
恐れ入りますが、お電話でのお問い合わせはご遠慮ください。

ISBN978-4-7778-2703-9 C0077